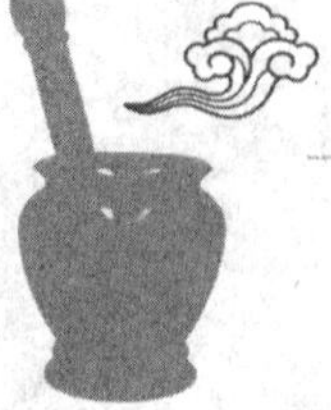

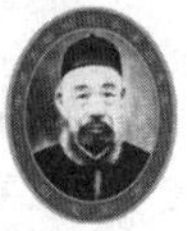

清｜代｜御｜医｜秦｜本｜煜｜第｜八｜代｜嫡｜传｜世｜医

中华妙方

女人养生一本通

秦旭东◎编著

江西科学技术出版社

图书在版编目（CIP）数据

女人养生一本通 / 秦旭东编著 . -- 南昌 : 江西科学技术出版社 , 2024.5

（中华妙方）

ISBN 978-7-5390-9013-9

Ⅰ . ①女…　Ⅱ . ①秦…　Ⅲ . ①女性–养生（中医）Ⅳ . ① R212

中国国家版本馆 CIP 数据核字（2024）第 100662 号

赣版权登字：–03–2024–117
选题序号：ZK2023437

女人养生一本通　　　　秦旭东　编著

NVREN YANGSHENG YIBENTONG

出版发行　江西科学技术出版社有限责任公司

社址　南昌市蓼洲街 2 号附 1 号
邮编：330009　电话：（0791）86615241　86623461（传真）

印刷　三河市南阳印刷有限公司

经销　各地新华书店

开本　710mm × 1000mm　1/16

字数　240 千字

印张　15

版次　2024 年 5 月第 1 版

印次　2024 年 5 月第 1 次印刷

书号　ISBN 978-7-5390-9013-9

定价　59.80 元

赣版权登字 –03–2024–117

前言

随着人们生活水平的不断提高，健康长寿已经成为人人关心的话题。如何才能健康？怎样才能长寿？中华妙方为我们打开健康之门，破解长寿密码。

中华妙方，就是流传在中华大地上，对各种疾病的理疗方法。它们有的源于古代医书，有的来自民间智慧，有的甚至是世代相传的秘方。这些方子看似简单，却有着丰富的内涵和神奇的疗效。

首先，中华妙方针对性强、副作用小、使用方便。方子针对具体病症而制定，能直击病灶，迅速缓解病情。由于其成分常见，副作用较小，更适合家庭使用。

其次，中华妙方成本低廉、易得易用、制作简单。方子只需要一些常见的草药、食材或日常用品，价格低廉，易于获取。制作方法简单易懂，无需特殊设备，易于操作。

中华妙方蕴含着前人的智慧和经验，我们通过学习和研究，从中汲取精华，传承和发扬中医文化。同时，我们也可以根据现代医学理论和科技手段，对方子进行改良和创新，使其更加符合现代人的需求。

本书针对女性各种疾病，从头到脚，从内到外，分门别类，节节深入，从根本上讲述疾病的形成原因。本书行文简洁，通俗易懂，让大家高效掌握养生知识，通晓医理病理，防患于未然。

需要注意的是，虽然中华妙方具有诸多优点，但并非适用于所有人和所有病症。使用方子时,我们应咨询专业医生的意见,确保安全有效,以免延误病情。

总的来说,中华妙方是我们守护健康的重要工具。让我们一起发掘和利用这些宝贵的资源,为我们的健康保驾护航。

本书不足之处,敬请读者批评指正。

目录

第三章 女人美乳养生妙方

第四章 女人房事养生妙方

第五章 女人孕产养生妙方

第六章 女人妇科病养生妙方

第七章

女人心理养生妙方

第八章

女人筋骨养生妙方

第九章 女人肠胃养生妙方

第十章 女人心血管养生妙方

第十一章
女人心血管养生妙方

第一章

女人养颜养生妙方

香菇面膜，让你脸蛋娇艳欲滴

症状： 皮肤干燥

妙方： 将新鲜的香菇洗净，用适量开水冲泡1小时，期间最好放点木瓜，因为木瓜中的活性酶能让香菇多糖更好地释放出来。之后用冲泡好的水敷脸，每次0.5个小时，每3～6天做一次即可。

药理： 香菇里含有香菇多糖，它是专门用来保湿的化学成分。

自20世纪70年代开始，全球的皮肤干燥问题被提上日程。没有人知道确切的原因。部分原因是人体暴露在化学、污染和酸雨的环境中。我们对皮肤的期望已经从擦粉使皮肤看上去光滑，遮盖暇疵，转变为实现皮肤湿润。

皮肤干燥问题也是个被广泛讨论的问题。目前，对皮肤干燥还没有一个标准的定义。人们只能通过症状才能认识到皮肤已经干燥了——起屑、紧绷、条纹、过敏、瘙痒。直接原因是最外层皮肤受到损伤，这层皮肤是由皮肤细胞、脂质等帮助涵养皮肤水分的物质组成的。当脂质的平衡被打破，皮肤失去水分，皮肤细胞通常会不知不觉地脱落，积聚成白色的皮肤屑。

专家说，许多人的皮肤干燥是因为环境条件发生改变导致的，而压力是另外一个诱因。最近的研究表明，人的焦虑程度越高，他们的皮肤保持水分和抗过敏物质的恢复速度就越低。

我们的环境，包括寒风、骄阳和中央空调，都会使皮肤水分散失，但真正的损害是来自人们对自己日常生活习惯偏好的放任。年轻女性经常一天洗两到三次澡，用刺激皮肤的洗涤用品，根本不能补充水分。其实身体是不能忍受的。肥皂带有脂质，如果洗完澡没有及时涂抹润肤露，水分蒸发会迅速带走皮肤内部的水分。皮肤干燥不仅使人失去吸引力，使皮肤发痒，而且随着环境恶化还容易受到细菌、过敏原和化学品的攻击。这些问题反过来又使皮肤更糟，使皮肤失去更多水分，自我表现修复的效果也越来越差。

皮肤干燥是指皮肤缺乏水分令人感觉不适的现象。其症状主要为皮肤发紧、个别部位干燥脱皮、洗澡过后全身发痒。年龄增长、气候变化、睡眠不足、过度疲劳、洗澡水过热、洗涤用品碱性强等都是导致皮肤干燥的重要原因。随着体内雌激素水平的降低，皮脂分泌减少，皮肤保存水分的能力会下降，从而使皮肤变得越来越干。另外，皮肤表面的角质层内含有一种“天然保湿因子”，它的数目多少，决定了皮肤的含水量高低。现代女性中普遍存在保养品使用过度的状况，这会使皮肤分泌油脂能力下降，导致干燥缺水。

清洁皮肤是保养皮肤的第一步骤，是保养皮肤的关键。洁肤可促进皮肤的新陈代谢，增加皮肤的吸收功能，预防皮肤疾病，延缓皮肤衰老和皱纹的产生。清洁皮肤可以单纯用水洗，也有用洗面奶、清洁霜等清洗。用水洗脸是基础，每天 2~3 次。应该多使用洗面奶洗脸，中性皮肤可每天洗 1 次，或隔天洗 1 次，干性皮肤宜 2~3 天洗 1 次，油性皮肤宜每天洗 1 次左右。总之，以保持皮肤清爽为宜。洗脸用的水最好是开水冷却至 36 度左右；油性皮肤者温度可以稍高，约 38 度；干性皮肤者温度可稍低，为 34 度左右，也可用温水洗净后，再用冷水冲洗一下，以缩小毛孔。但敏感性皮肤或皮肤干燥者不宜单纯用冷水洗脸。洗脸时可用指腹由里向外不断按摩，最后用柔软的毛巾擦干。洗面奶应性质温和，量不宜太多，以薄薄地涂至整个面部即可，按摩时间为 5 分钟左右。

在日常生活中。空气干燥、气温下降，皮肤新陈代谢对气候和环境的变化还没完全适应，使皮肤的汗腺分泌减少，显得很干燥。此时需要适当增加护肤品的使用量，使皮肤得到充分的滋养和维护。护肤品应选择保湿功能大、滋润作用强的膏霜类化妆品。不仅面部皮肤需要养护，四肢和躯干部位的皮肤也需要滋润和营养。养护可选用润肤露，润肤奶液，每天洗澡后薄薄地涂抹一层于皮肤上，可保持皮肤柔软光滑，富有弹性，既延缓老化，又能预防和辅助治疗某些皮肤疾病，如特应性皮炎、皮肤瘙痒症、鱼鳞病等。

既然皮肤如此娇嫩，我们就要想个好法子来保湿。但现实情况是，凡是标榜保湿的化妆品，不管是便宜的还是昂贵的，都不能彻底地唤醒肌肤，倒是会产生无数的副作用。那么，只能制作植物面膜了，在植物面膜中，哪种植物最能保湿，想必很少有人知道，其实答案很简单，就是香菇。香菇里含有香菇多糖，它是专门用来保湿的化学成分。知道这个原理后，来了解一下怎样制作面膜。具体做法是：将新鲜的香菇洗净，用适量开水冲泡 1 小时，期间最好放点木瓜，因为木瓜中的活性酶能让香菇多糖更好地释放出来。之后用冲泡好的水敷脸，每次半个小时，每 3~6 天做一次即可。

此外，还向大家推荐一种香蕉面膜。香蕉是热带地区常见且价廉的水果，但是它的营养价值相当高，香蕉富含蛋白质、淀粉质、维生素及矿物质，特别是它含有丰富的钾，对于心脏血管疾病患者而言是一种非常好的食品。对于肌肤来说，香蕉也是一种很好的面膜材料，将香蕉捣成泥状直接敷在脸上就具有温和清洁与滋养修护保湿护肤的功效。清洁肌肤之后，将面膜敷于脸上 10~15 分钟，再用温水冲净即可，可以天天使用。

去除皱纹用鸡蛋

症状：皱纹

妙方：先用一个鸡蛋黄，加一匙蜂蜜和一匙半面粉，如果皮肤干燥还可加入数滴橄榄油，充分搅拌后直接敷在脸上，20 分钟后用温水洗净。一周使用 3 次，4 个月后，脸上的皱纹就会消失。

药理：鸡蛋中含有丰富的蛋白质，对肌肤弹性蛋白的合成能起到很好的促进作用。另外，鸡蛋清能使松弛的皮肤绷紧，而鸡蛋黄含有卵磷脂、叶酸、胡萝卜素等多种营养成分，能给予皮肤营养。

皱纹是皮肤老化的结果，是皮肤缺乏水分、表面脂肪减少、弹性下降的结果。出现皱纹是人体功能开始衰退的标志。一般来说，如不注意保养，女性在28岁以后皱纹开始增多，年龄越大，皱纹越多。如果营养不良或心理负担过重，皱纹也会提前出现。皱纹直接影响面部的容貌，却不知不觉地爬上眉梢。皱纹是美容的大敌，尤其是眼角的鱼尾纹最能表现一个人的衰老程度。

地心引力和皮肌的不断重复运动牵动着两种纤维：胶原纤维和弹性纤维。前者维持着皮肤的韧性，后者则保证着皮肤的柔软。在表皮的下面还有一层肉眼看不见的真皮，它和表皮一样重要，是表皮的基础和营养源。

在真皮层中，胶原纤维和弹性纤维不断地产生，又不断地消亡。一般来说，酶会将那些最衰老的纤维破坏，与此同时，成纤维胞又会制造出新的纤维来代替它们。不过随着时间的推移，这种新陈代谢会出现问题，人上了年纪以后，真皮母细胞对抗酶的破坏力减弱了，胶原纤维和弹性纤维的数量和质量也随之下降，表皮和真皮的交界面也开始衰退松散。另外，表皮和真皮会越来越倾向于互相分离，有时候甚至完全分裂。随后，表皮就会在重力的作用下开始向下滑动。于是颈部、眼眶周围和其他一些部位的皮肤就开始慢慢地出现皱纹。这种现象是无法避免的，即使“神奇的”润肤霜也只能通过使皮肤表面的细胞膨胀而将皱纹暂时掩盖。皮肤组织细胞老化，会明显降低皮肤弹性蛋白的合成，导致脸上出现皱纹。虽说这是正常的生理现象，不可避免，但如果每个人都加以适宜的保养，皮肤衰老还是可以有效延缓的。

这里推荐一个妙方给大家，具体做法是：先用一个鸡蛋黄，加一匙蜂蜜和一匙半面粉，如果皮肤干燥还可加入数滴橄榄油，充分搅拌后直接敷在脸上，20分钟后用温水洗净。一周使用3次，4个月后，脸上的皱纹就会消失。其药理在于，鸡蛋中含有丰富的蛋白质，对肌肤弹性蛋白的合成，能起到很好的促进作用。另外，鸡蛋清能使松弛的皮肤绷紧，而鸡蛋黄含有卵磷脂、叶酸、胡萝卜素等多种营养成分，能给予皮肤营养。

产生皱纹的原因有内因和外因两方面：外因有气候寒冷、干燥和日晒导致的肌肤干裂、各种皮肤疾患、吸烟酗酒、空气污染、常用有害的化妆品以及沐浴不当等；内因有便秘、贫血、阴虚症、肝功能低下、生理机能减退、体弱、营养不良、饮食偏爱、睡眠不足、性生活过频等。此外，由于每个人的生活条件和经历不同，即使同龄人，皱纹差异也不尽相同。人的面部以前额皱纹最为明显，主要是前额肌肉收缩过多。

皱纹形成的过程分四个阶段：洗脸后，面部皮肤出现绷紧感，失去娇嫩光泽，即进入了第一阶段——干燥期。此时，如用具有润湿效果的橄榄油涂皮肤并加以按摩，那么面部皮肤又可恢复青春。若任其发展，即进入第二阶段——硬化期。此期肤质失去弹性，黯淡无光，涂化妆品补救作用也不大，只能靠营养和颜面按摩加以改善。第三阶段为松弛期，脂肪积存于皮下，小皱纹清晰可见。最后是定型期，很难纠正复原，只能依靠化妆品弥补了。

如果不失时机地在第二、第三阶段进行“消除皱纹伸展操”收效显著（干燥型皮肤在做操前，须涂少量橄榄油）。以下是“消除皱纹伸展操”具体步骤。

1. 将双手放在下颌处，沿下颌边缘轻轻用力将皮肤向上拉，直拉至太阳穴处。然后再由下向上重复这一动作，进行3次。

2. 用双手鱼际肌夹住鼻子，然后外移双手心遮住双颊，朝太阳穴斜上方滑动后复原，进行3次。

3. 双手放在鼻子上，拇指与四指展开成直角，依此形状通过眉间，向前额斜上方滑动，直至拇指运行到太阳穴处止。拇指与其他四指的指中间部分接触到皮肤，手掌悬空不触及面颊。

4. 先将右手五指张开，伸入前额上方头发中，直至伸到指根处，再用力抓起一把头发，朝斜后方向上拉起。不要用力过猛，宜匀柔。重复3次。

5. 按上法，张开双手五指，插入两鬓头发中，至手指根处，双手各抓住一把头发，轻轻用力朝斜上方位拉，重复3次。

消除皱纹伸展操，需时3分钟。最好在早晚洗脸后进行。有心的女性朋友们，以上两个妙方同时坚持，效果会更好！

土豆贴冷水敷，去除“熊猫眼”

症状：眼袋水肿、黑眼圈

妙方：① 将土豆洗净，切成薄片，贴于水肿的眼袋或黑眼圈处，外敷 30 分钟。② 先将毛巾浸冷水，冷敷眼周 10 分钟，之后再将热毛巾敷在眼部，持续热敷 20 分钟。

药理：土豆含有胆碱烷衍生物茄碱，这种物质能促进血液循环，从而活血化瘀，同时土豆中所含的大量淀粉具有吸水作用，能吸收发炎、肿胀组织里的水分，这样就可起到良好的消肿作用。冷水敷眼是为了收缩局部的血管，避免眼袋继续增大，因为血管遇冷就会收缩；再用热水敷眼是为了促进眼下的血液循环，尽快带走局部的代谢废物以及组织里的水分。

“熊猫眼”也就是我们常说的黑眼圈，是由于经常熬夜、情绪不稳定、眼部疲劳和衰老、静脉血管血流速度过于缓慢、眼部皮肤红细胞供氧不足、静脉血管中二氧化碳及代谢废物积累过多，形成慢性缺氧，血液较暗并形成滞流以及造成眼部色素沉着。年纪越大的人，眼睛周围的皮下脂肪越薄，所以黑眼圈越明显。黑眼圈其实分两种颜色：一种是青色黑眼圈，这是因为微血管的静脉血液滞留；另一种是茶色黑眼圈，因黑色素生成与代谢不全而产生，两种黑眼圈产生的原因完全不同。青黑色眼圈通常出现于 20 岁左右，生活作息不正常的人尤难避免。现在由于学生学习压力较大，年轻人熬夜已经成为家常便饭，所以出现黑眼圈的人群的年龄有下降的趋势，18 岁以上的人群里黑眼圈已经很普遍。因其微血管内血液流速缓慢，血液量增多而氧气消耗量提高，缺氧血红素大增，从外表来看，皮肤就出现了暗蓝色调。由于眼睛周围有较多微血管，因此睡眠不足、眼睛疲劳、压力、贫血等因素，都会造成眼周肌肤淤血及浮肿现象。

黑眼圈形成后应对症下药，请教医生，找出病因，及时治疗。对于精神抑郁形成的黑眼圈要保持精神愉快，减少精神负担，生活有规律，节制烟酒，保证充足的睡眠，促使气血旺盛，容颜焕发；加强眼部的按摩，改善局部血液循环状态，减少淤血滞留；对于遗传性难治的黑眼圈应以保持眼部皮肤的营养供应为主，如涂含油分、水分充足的眼霜，使眼部皮肤及皮下组织充满活力，淡化黑眼圈。

下面就为大家介绍一个非常管用的妙方，即用土豆片或土豆泥外敷眼周皮肤。具体做法：将土豆洗净切片，贴在水肿的眼袋或黑眼圈周围，敷上30分钟即可。

看到这里，相信大家都很想知道为何选择用土豆来消眼圈。其实，土豆含有胆碱烷衍生物茄碱，这种物质能促进血液循环，从而活血化瘀，同时土豆中所含的大量淀粉具有吸水作用，能吸收发炎、肿胀组织里的水分，这样就可起到良好的消肿作用。有些朋友可能在打针时也见过医生用土豆来消肿，其道理是一样的。

切好的土豆片因为僵硬而不容易紧贴皮肤，这让“熊猫眼”严重的人不知所措。为此，我们还要介绍给大家一个妙方，即用“冷热毛巾敷脸法”：先将毛巾浸冷水，冷敷在眼周约10分钟，这样做是为了收缩局部的血管，避免眼袋继续增大，因为血管遇冷就会收缩；之后再用持续加热的热毛巾敷在眼部20分钟，这样做为了促进眼部的血液循环，尽快带走局部的代谢废物以及组织里的水分。几番下来，你会惊奇地发现，黑眼圈不见了。当然，重复一次这样的动作，将收到更为惊人的效果。

角质层太厚！果酸换肤有妙招

症状：角质层厚

妙方：①将适量的酸奶加热，用热毛巾把面部擦净，再将酸奶面膜厚厚地涂满全脸，半小时后用温水洗净。

②将浓红糖水加酸奶涂于面部，30分钟后用清水洗净。

药理：酸奶经过发酵后，会产生大量乳酸，而红糖则由甘蔗作为原料制成，其中含有大量的甘蔗酸成分，它们都是最好的果酸，而且分子也是最小的，这意味着很容易被皮肤吸收。科学研究表明，导致皮肤松弛、粗糙的直接原因是真皮层厚度下降，真皮层的胶原纤维减少，而果酸正好能促进真皮细胞及胶原纤维的生长，提高胶原纤维含量，增加真皮层厚度，厚度增加了，皮肤就会变得紧致而有弹性。同时，皮肤也不会再出现油腻问题了，因为堵塞皮脂腺排泄的角质细胞已经被果酸杀死，这样，皮脂就会分泌出来，在皮肤表面形成自然的保护层，光泽而不油腻。

果酸换肤，简而言之，就是拿果酸来换肤。即使用高浓度的果酸进行皮肤角质的剥离作用，促使老化角质层脱落，加速角质细胞及少部分上层表皮细胞的更新速度，促进真皮层内弹性纤维的增生，对浅层痘疤有较好疗效，也能改善毛孔粗大状况。

果酸其实是好多种化学物质的总称，因为其中的大部分物质皆可在天然水果中找到，因而以果酸来称之，包括由甘蔗中提炼出来的甘醇酸、由酸奶中萃取出的乳酸、由葡萄酒中所得的酒石酸、由苹果中得到的苹果酸，以及由柑橘类水果中得到的柠檬酸。果酸的化学结构都含有氢氧基酸，所以简写为AHA。AHA在十多年前由美国医生发现，它可以令表皮剥落，刺激真皮新陈代谢，长出嫩皮。医生将AHA用于暗疮、粉刺等而使皮肤恢复健康。

果酸对皮肤的作用可分为表皮效应、色素效应与真皮效应三方面。在表皮与色素效应方面，果酸可避免不正常的角质堆积，促进表皮细胞的活化与更新，降低黑色素生成，果酸分子更具有良好的保湿能力，因此对青春痘而言，是一项相当不错的治疗。果酸换肤不仅可加速痤疮炎性病灶的缓解，对于去除粉刺，淡化痘斑及痘疤也有益处。在真皮效应方面，果酸可促进胶原蛋白的生成，这对于弹性纤维的更新与基底物质的形成也有益处，再加上本身具有抗氧化的能力，因此对防止皮肤老化、减少细皱纹方面也大有成效。

酸奶经过发酵后，会产生大量乳酸，而红糖则由甘蔗作为原料制成，其中含有大量的甘蔗酸成分，它们都是最好的果酸，而且分子也是最小的，这意味着最容易被皮肤吸收。科学研究表明，导致皮肤松弛、粗糙的直接原因是真皮层厚度下降，真皮层的胶原纤维减少，而果酸正好能促进真皮细胞及胶原纤维的生长，提高胶原纤维含量，增加真皮层厚度，厚度增加了，皮肤就会变得紧致有弹性。同时，皮肤也不会出现油腻问题了，因为堵塞皮脂腺排泄的角质细胞已经被果酸杀死，这样，有利于促进皮脂分泌，在皮肤表面形成自然的保护层，光泽而不油腻。

需要注意的是，健康的肌肤不需要特别去角质，但当角质代谢较慢，甚至是肌肤生病的时候，除了使肤色看起来不均、暗沉、保水度不佳，就连保养品也不易吸收，就需要借助一些方法来去除早该剥落的老废角质。反之，过度去除角质就会造成肌肤伤害。过度去除角质的肌肤看起来会比较干，发红、发痒的情况也较为明显。另外，很多人害怕越去角质皮肤就会越薄，事实上角质只是表皮层的第一层，不至于因为长期去角质导致皮肤变薄，除非你真的去过头了，才有可能使皮肤变薄。首先要了解自己的脸部肤质。如果肤质属于干性或敏感性，不特别去角质都没有关系，如果想去的话，记住选择温和的去角质产品，大约 1~2 周去一次即可。若担心去角质产品引起过敏反应，可以先询问专业的皮肤科医师，或是先涂在手肘内侧，待确认无过敏反应后再用于脸上。至于油性肌肤者，尤其在夏天容易出油，角质产生的速度也会比中、干性的人快一些，每周大约可去 1~2 次。如果你是混合性肌肤，较油的 T 字及下巴部位可按照油性肌肤的方式处理，去角质肌肤最彻底的清洁法较干的两颊则比照干性肌肤。

脸部去角质应选择在清洁完脸部后脸蛋还保有水分的时候。去角质的力道一定要轻柔，采小画圆的方式慢慢推滑，一个区域约 7~10 下。去完角质后，以清水冲洗干净，再进行保养工作即可。脸部去完角质后一定要做一些保养工作，包含了保湿与防晒（如果要出门的话），若是敏感性肌肤，则建议在保湿之前先使用有益于舒缓的保养品（如温泉水、DONNA CHANG 坤尚莉玫瑰柔润平衡露美白保湿温和紧肤滋润爽肤水）。此外，颈部去角质使用的产品及方式应与脸部肌肤一致。

以上两个妙方，只要能坚持 2 个月，一定会让女性朋友们“脱胎换肤”。

妙方治疗红眼病，还你迷人双眼

症状：红眼病

妙方：① 银花、连翘、野菊花、夏枯草 15 克，竹叶、薄荷、杜梗、大力各 9 克，芦根 18 克，甘草 3 克。水煎分 3 次服。此为病轻者方。

② 柴胡、板蓝根、野菊花各 15 克，黄连、黄芩、陈皮、大力、薄荷、僵蚕、升麻、大黄各 9 克，元参 12 克，甘草 3 克。水煎分 3 次服，数剂可愈。此为病重者方。

药理：红眼病，主要是因为风热上火引起，银花、连翘、板蓝根、黄连、薄荷等药物分别有清热降火消炎的效用，分别从病轻者和病重者的角度出发，与其他药物合理配伍，对治疗红眼病有很好的功效。

红眼病分为病轻者和病重者。病轻者为风热上攻。症状为眼红、痒痛交作、畏光流泪、怕热、目中干涩有异物感、眼分泌物黄白而结。治当疏风散热，佐以解毒。治疗病轻者红眼病症状，上述妙方①甚佳。红眼病病重者用上述妙方②为宜。病重者症状为一眼或双眼满目发红，甚至出现小出血点，泡肿明显，眼痛头痛，眼分泌物多而黏结，或流淡血水，眼中灼热，怕光。治宜泻火解毒。

俗称的“红眼病”，又叫“暴发火眼”，医学上称为急性结膜炎或传染性结膜炎，是一种急性传染性眼炎。往往在夏季发病率极高。初起时，患者眼部有痒感、异物感或灼热感，特别怕光，结膜充血，有脓性或黏液性分泌物。

红眼病具有发病骤、传染性强、传播迅速的特点，主要通过手、毛巾、水等接触传染，在公共场所、家庭、同事之间进行传播。

预防红眼病一定要注意环境，尽可能避免与病人及其使用过的物品接触，如洗脸毛巾、脸盆等。尽量避免去公共场所（如游泳池、影剧院、商店等）。对个人用品（如毛巾、手帕等）或幼儿园、学校、理发馆、浴室等公用物品要注意消毒隔离（煮沸消毒）。个人要注意不用脏手揉眼睛，勤剪指甲，饭前便后洗手。有条件时应用抗生素或抗病毒眼药水点眼。应开放患眼，不能遮盖患眼，因为遮盖患眼后，眼分泌物不能排出，同时增加眼局部的温度和湿度，利于细菌或病毒繁殖，会加重病情。饮食以清淡为宜，酒类以不饮为宜。

预防红眼病应注意用眼卫生，不与他人共用脸盆毛巾，病人所用的脸盆、毛巾、手帕等要煮沸消毒，以切断传播途径。游泳池、浴室、理发店、餐馆等公共场所要禁止红眼病人入内。

生姜水、淘米水洗发，去屑亮发心里美

症状：头皮屑

妙方：先把生姜切片，入锅煮沸，待水不烫时适量加醋，再加水洗头。

药理：醋有杀菌消毒的作用，而姜对马拉色菌来说是最大的克星，此外，姜所特有的刺激性还能扩张头皮下的血管，增加发根毛囊的血流供应，使我们的头发更柔顺而富质感，可谓是去屑的同时又养了发。

提起头皮屑大家都不陌生，那些头皮屑多的朋友往往每天洗头都无济于事，既然如此，不如想办法将它彻底治愈。

一般情况下，我们都会用去屑洗发水来洗头，殊不知，凡是去屑洗发水都含有多种化学成分，用久了头发就会干枯，头皮干燥，所以，要想从根本上解决头屑问题，还是选择天然的去屑法。

首先，我们要弄清楚头屑是怎样产生的。原来，头皮上的细胞每日都在进行新陈代谢，期间，那些死亡的细胞就会变成白色的物质，而这正是我们肉眼所见到的头屑，这也就意味着，要想完全没有头皮屑是不可能的，因为我们的头皮细胞需要不断地新陈代谢，只要生命不息，它就不会停止。而头皮屑过多，主要是由一种叫做马拉色菌的真菌引起的，众所周知，真菌是细菌里比较顽强的一种菌，比如脚气病，也是真菌所致，所以我们要下大力气消灭它。马拉色菌以头皮上的油脂为食，在此过程中，它会刺激头皮，使成片的细胞像雪花般脱落。

生姜加醋能治头皮屑，主要是因为醋有杀菌消毒的作用，想必大家都知道，而姜对马拉色菌来说是最大的克星，此外，姜所特有的刺激性还能扩张头皮下的血管，增加发根毛囊的血流供应，使我们的头发更柔顺而富质感，可谓是去屑的同时又养了发。

还有一个妙方推荐给大家，就是把上面妙方中的姜换成葱头，头屑多的朋友可以两个妙方轮流使用，这样效果会更好。

有好多朋友苦于头发干枯，这里也给大家推荐一个相关的妙方，就是用淘米水洗发。淘米水之所以能解决发质干枯、毛糙、分叉、黯淡无光的问题，其药理就在于淘米水中含有多种水溶性维生素，而水溶性维生素又最容易被头发吸收。所以用淘米水洗头发，就等于给头发补充维生素，长期使用，头发又黑又亮又干净。需要注意的一点是，最好使用淘粗米的水。

得了扁平疣，蒲公英涂擦有奇效

症状：扁平疣

妙方：鲜蒲公英适量，洗净后揉成团，反复涂擦患处，每次 10 分钟。注意：手法应轻重适度，勿擦破皮肤，14 日为一疗程。

药理：现代药理研究证实，蒲公英对多种致病菌和某些真菌有较强的抑制和杀灭作用。所以，用此法外擦，一般 1～2 个疗程即可见效。

扁平疣是由人类乳头瘤病毒（HPV）所引起的表皮良性赘生物，好发于面部、手背及前臂等处，偶有微痒，皮损为帽针状至绿豆或稍大的扁平光滑丘疹，呈圆形、椭圆形或多角形，质硬，正常皮色或淡褐色。该病毒主要由直接接触传染，也可通过污染器物感染损伤皮肤而间接传染，中医认为多由肌肤腠理不密、风热邪毒侵入体内、或体内肝虚血燥、筋气不荣以及热毒外发郁积皮肤而发病。得了扁平疣不但影响美观，而且具有传染性。一旦人体出现感冒，发热、精神创伤、过度劳累、月经期或内分泌失调等人体抵抗力下降的情况，体内潜伏的疣病毒则可骤然发病，出现较多疣疹。这里给大家介绍一个治疗扁平疣的妙方，那就是蒲公英。

蒲公英又称黄花地丁、凫公英，为菊科植物。蒲公英带根的全草，性寒，味苦甘，含有蒲公英甾醇、胆碱、菊糖和果胶等成分，具有清热解毒之功效。现代药理研究证实，蒲公英对多种致病菌和某些真菌有较强的抑制和杀灭作用。所以，用此法外擦，一般 1~2 个疗程即可见效。

一般来说，如果扁平疣长在手背或手臂上，也无伤大雅，但若长在脸上，可就让人烦心了。尤其是那些爱美的人士，好端端的一张脸，冷不丁地冒出几个包，不仅容易给人留下坏印象，自己也会失去自信。所以，得了此病应该赶紧治疗，即使长在手上，也会很快传染到脸上，不得不防。

如果你不方便采集新鲜蒲公英，还可以使用我们接下来介绍的第二个妙方，那就是大蒜。方法很简单，将个头大的蒜瓣切成薄片，敷在患处，再用创可贴将其固定，每天早中晚换 3 次新蒜片，而创可贴可以重复使用，不必反复更换。一般经过 10 天，扁平疣就可彻底褪去。

下面我们来看此妙方的药理。药理很简单，我们经常食用的大蒜里含有大蒜油、大蒜素等成分，而这两种成分在医学上是专门用来杀死细菌和病毒的，同时，我们也知道，大蒜被称做土地里的青霉素，在杀菌的同时可以提高人体的免疫力，对我们抵抗疾病有很大的帮助，因此，可谓是一举两得。需要注意的是，大蒜有一定的刺激性，有些患者刚开始可能不习惯，但是，不要因此而放弃用药，皮肤对每一种刺激都有一个适应过程，用上一两次就不会再有排斥感了，当然，对于那些非常不喜欢大蒜的人，完全可以使用我们推荐的第一个妙方，因为蒲公英是没有任何刺激性的。

不管使用哪种妙方，只要坚持按时用药，就会在有效的时间内药到病除。

牙黄口臭，就用黄连水和老陈醋

症状：牙黄口臭

妙方：①每晚刷牙前，含半口山西老陈醋，让醋在口腔里鼓漱 2～3 分钟，然后吐出，再刷牙，最后用清水漱净即可。情况较轻的话，一般 2～3 次即可见效；如果严重的话，可以多试几次，便可祛除牙垢、牙结石。②取黄连 5 克，用开水浸泡，早晚各 1 次，当然也可以放点红糖，这样就不会太苦。在饮服黄连水的同时，也可以吃点健胃的食品，如山楂和白萝卜，它们都是理气的上品。

药理：如果牙垢比较软，一般刷牙就能去掉，但是牙结石较硬，其主要成分是碳酸钙，刷牙很难去掉，老陈醋正好可以溶解碳酸钙。当胃火上升或是被幽门螺杆菌感染时，食物在胃中就很难消化，时间一长就会腐化，腐臭之气上犯于口，人自然就会有口臭了。所以，我们的治疗原则应该是降火。前面内容中已经提过，黄连降火比什么都管用，因为它能彻底杀死幽门螺杆菌。

每晚刷牙前，含半口山西老陈醋，让醋在口腔里鼓漱 2~3 分钟，然后吐出，再刷牙（不用牙膏），最后用清水漱净，一般 2~3 次见效，最多 8 次可祛除牙垢、牙结石。

黄牙即是牙齿发黄，形成的原因有三种：第一种是斑釉牙，又称为氟斑牙，为饮水中氟元素浓度过高所致。当氟浓度超过百万分之一时，就会影响牙胚的钙化过程，牙齿表面发黄，凹凸不平，出现点状或条状凹陷性缺损。斑釉牙常发生于 5 岁前牙齿发育钙化时。第二种是四环素牙，为儿童时期经常服用四环素所致。它在体内与钙质相结合，生成一种四环素钙的黄色复合物，沉积于牙冠上。第三种是吸烟，烟草中的黄色物质黏附于牙齿上所致。

日常生活饮食中，我们不可避免地要食用有颜色的食物。除了豆腐、鸡蛋等浅颜色的食物外，其他绝大多数五颜六色、丰富多彩的美食，都是导致黄牙产生的原因。牙齿表面存在多种细菌，它们在牙齿表面分泌出许多黏性物质。吸烟，喝茶，饮咖啡、可乐、红酒，加之有颜色食物等的摄入，都会在我们的牙齿上留下色素。这些色素吸附在这些黏性物质上，会逐步使牙齿表面变黄或变黑。日积月累，这些物质还会从牙齿表面逐渐深入牙齿内部，形成内部污渍，使牙齿内部也慢慢变色，这种牙齿被称为外源性染色牙齿。也就是说，生活中只要牙齿和颜色有过“亲密接触”，就完全有了变黄的可能！

开口说话，一口洁白整齐的牙齿无疑会给人留下好印象。然而，很多人却为牙垢、牙结石烦恼不已，这不仅影响了美观，还易导致口臭、牙周炎等口腔疾病。用老陈醋漱口可以治牙垢、牙结石。

另外一种方法就是红糖除烟垢，即取红糖适量放入口中，含5~6分钟，使牙齿完全浸泡在糖液中，接着用较为硬实的牙刷反复刷牙一两分钟后漱口，最后用牙刷蘸配制好的盐碱水（500毫升冷开水加食盐、食碱各50克），刷牙一两分钟。每天早晚各1次，一周后烟垢就可全脱落。

另据统计，80%~90%的口臭是来源于口腔的。口腔中有未治疗的龋齿、残根、残冠、不良修复体、不正常解剖结构、牙龈炎、牙周炎及口腔黏膜病等都可以引起口臭。其中龋齿和牙周疾病又是最常见的相关疾病。深龋窝洞内、不良修复体悬突下常残存食物残渣和菌斑，细菌经过发酵分解，产生臭味。牙髓坏死或化脓性牙髓炎如未经治疗也可引发口臭；牙周病患者常伴有大量的牙石、菌斑，牙周袋内细菌，其发酵产生硫化氢、吲哚和氨类，因而产生臭味。另外，牙周脓肿和牙周袋溢脓，多为金黄色葡萄球菌合并牙周致病菌感染，也会引起口臭。唾液的质和量也起到了重要作用。唾液量的减少、蛋白质等有机成分的增多降低了唾液的冲刷作用和缓冲作用，使细菌大量繁殖，分解唾液、龈沟液及食物残渣中的有机成分，产生大量的挥发性硫化物、吲哚等物质，引起口臭。

口腔邻近组织疾病如化脓性扁桃体炎、慢性上颌窦炎、萎缩性鼻炎等，可产生脓性分泌物而口臭；临床上常见的内科疾病如急慢性胃炎、消化性溃疡出现酸臭味；幽门梗阻、晚期胃癌常出现臭鸭蛋性口臭；糖尿病酮症酸中毒患者可呼出丙酮味气体，尿毒症患者呼出烂苹果气味。另外，白血病、维生素缺乏、重金属中毒等疾病均可引起口臭。

而健康人的口臭可能由于不良的口腔习惯和口腔卫生造成舌背的菌斑增多、增厚所引起。由于舌背的表面积大，有许多乳头、沟裂和凹陷，有利于细菌、口腔黏膜脱落上皮、食物残渣等的滞留，充当“细菌储藏室”，有利于口臭的产生。有研究表明，口臭程度、挥发性硫化物的量与舌苔厚度及面积均存在正相关关系，其中与舌苔厚度的关系更为密切，清除舌苔后挥发性硫化物减少。这可能是因为舌苔越厚，越易形成厌氧环境，越利于厌氧菌的生长，从而越利于挥发性硫化物的产生，导致口臭。

口臭并不可怕，只要查明原因是可以治疗的。首先明确口臭是口源性还是非口源性，对于不能排除与口臭相关的因素，如呼吸系统疾病（鼻腔、上颌窦、咽部、肺部的感染与坏死）、消化系统疾病（胃炎、胃溃疡、十二指肠溃疡、胃肠代谢紊乱、便秘等）、实质脏器损害（肝衰、肾衰）及糖尿病性酮症、尿毒症、白血病、维生素缺乏等，则应该先对这些疾病进行局部或全身的系统治疗。

对于有可能引起口臭的口腔疾病，如未治疗的龋齿、残根、残冠、不良修复体、牙龈炎、牙周炎及口腔黏膜病等，应该及时对龋齿进行内科治疗，拔除无用的残根残冠、去除不良修复体、去除不正确的解剖结构、治疗口腔黏膜病，对于牙周病患者则先进行洁治和根面刮治等基础治疗，再进行系统的牙周治疗和菌斑控制。同时，选择正确的刷牙方法，每天至少刷2次，并养成进食后漱口的习惯。进行舌面清洁也是非常重要的。由于80%~90%的口臭是来源于舌背，因此，口腔医生应该教会患者正确使用舌刮匙来清洁舌面。

一般情况下，除了不讲究口腔卫生所引起的口臭外，最普遍的就数胃病所致的口臭了。当胃火上升或是被幽门螺杆菌感染时，食物在胃中就很难消化，时间一长就会腐化，腐臭之气上犯于口，人自然就会有口臭了。所以，我们的治疗原则应该是降火。前面内容中已经提过，黄连降火比什么都管用，因为它能彻底杀死幽门螺杆菌，具体做法是：取黄连5克，用开水浸泡，早晚各1次，当然也可以放点红糖，这样就不会太苦。在饮服黄连水的同时，也可以吃点健胃的食品，如山楂和白萝卜，它们都是理气的上品。用黄连杀死幽门螺杆菌一般需要2周左右，症状改善者最好接着饮服2周，这样可彻底治愈胃功能无法消化食物的症状，再加上上文中提到的事宜，一定会还您无限清新的口气。

养颜之计在于春！两个偏方巧涂抹

症状： 色素沉着、皮肤干燥

妙方： ① 将同量的酸奶和蜂蜜混合在一起，薄薄地敷一层，15 分钟后用清水洗净。② 将醋与甘油以 5:1 的比例，混合涂抹面部，每日坚持，皮肤就会变得细嫩。

药理： 研究表明，酸奶性质温和，对皮肤有去角质美白的功效，涂抹于皮肤上还有镇静晒后的功能。蜂蜜外用能有效改善皮肤的营养状况，促进皮肤的新陈代谢，增强皮肤的活力和抗菌力，减少色素沉着，防止皮肤干燥，使肌肤柔软、洁白、细腻，并可减少皱纹和防治粉刺等皮肤疾患，起到理想的养颜美容作用。用醋水洗皮肤，能使皮肤吸收到一些十分需要的营养素，从而起到松软皮肤、增强皮肤活力的作用。皮肤粗糙者，可将醋与甘油以 5：1 的比例，混合涂抹面部，每日坚持，皮肤就会变得细嫩，皱纹也会减少。

护肤养颜，是女性朋友常做的事。养生专家告诉我们，春季是女性护肤养颜的关键季节，千万不能马虎。春天人体新陈代谢能力逐渐提高，皮脂腺分泌日益增多，如果不注重防护和保养，女性朋友将失去往日的靓丽，失去昔日的风采。因此，春季护肤养颜十分必要。除了以上两个妙方之外，一些与护肤有关的日常饮食和生活习惯也要注意。

适当饮用果汁、矿泉水、茶水等，保证体内有充足的水分；经常洗澡、洗脸，可使皮肤因吸足水分而保持湿润；还可用蒸气熏蒸，给皮肤特别是面部补充水分。皮肤经过白天的日晒风吹后，需要“休整”以补充营养和修复损伤的细胞。而晚上 10：00 至凌晨 4：00，则是皮肤休整的最佳时段。多吃含维生素的新鲜蔬菜、水果、鸡蛋及芝麻、蜂蜜等，有利于增强皮肤的代谢功能。

清晨坚持用双手顺着面部肌肉、血管走向，缓慢地按摩几分钟，促进其血液循环和细胞分泌，可增加皮肤的胶质和油质。

皮肤神经也受大脑控制，若精神不好或长期紧张、恐惧、压抑等，会导致皮肤血液循环不良，营养供应不足，使皮肤苍白、多皱纹，过早衰老。

润肤剂含有松香油脂酸和丰富的维生素 A，常用可加快皮肤血液循环，刺激面部细胞分泌，有效改善皮肤生理环境，减少气候对皮肤的威胁和损害。

毛孔粗大，试试这三个妙方

症状：毛孔粗大

妙方：① 鸡蛋 1 个，柠檬汁 1 小勺，橄榄油 1 小勺，适量粗盐，将蛋清蛋白分离，将蛋清、柠檬汁、橄榄油和适量的粗盐放在小碗里，搅拌均匀后敷于面部，等微干时进行脸部按摩。② 德国黑啤敷面是德国女孩们用来收缩毛孔的一大绝招，应该算是德国民间最流行的妙方了。③ 将酸奶与蜂蜜按照 3：1 的比例混合搅拌均匀，敷于面部，于 15 分钟后清洗干净。

药理：粗盐能改善角质问题，橄榄油有助于滋润肌肤，蛋清是收缩毛孔的关键，柠檬主要是为了美白。一周大概 1~2 次，长期坚持即可使粗大毛孔消失无踪，而且肌肤光滑细嫩无比。黑啤不但味道浓郁，对于改善顽固毛孔也是卓有成效的。将面膜纸浸润在黑啤中，等完全浸透后取出直接敷于面部即可。除了能达到收缩毛孔的功效外，还能消炎杀菌。另外，德国黑啤中含有一些经谷物发酵产生的酶，能起到分解角质和油脂的良好功效。蜂蜜既能收敛毛孔，也能令肌肤嫩滑，酸奶增加了肌肤的弹性，同时还可美白肌肤。

毛孔粗大是令很多女孩都烦恼的事情，其实解决毛孔粗大的小妙方和方法尽在日常的护肤当中。做好日常护肤，毛孔粗大就会远离自己。女孩们也许试过多种收缩毛孔的方法，却总是不见效，遇到重大场合只能急得团团转。怎样收缩毛孔，成了女性朋友的一块心病。

毛孔粗大令肌肤看起来粗糙，远望近看总觉得不美观！同时，毛孔粗大还会导致细菌侵入，产生青春痘等肌肤困扰。毛孔粗大，肌肤粗糙也会让爱美女性不易上妆，即使化妆后也显得黯淡，不干净。或许你曾花高价买过缩毛孔的美容产品，或许你曾小试了一些民间妙方，但对于粗大的毛孔仍旧无计可施。想要拥有完美肌肤首先必须解决毛孔粗大这个关键性的问题。

平常洁面时最好使用泥状洁面产品，并以画圈打磨的方式轻柔按摩脸部。因为泥状清洁产品可以深入毛孔中，将毛孔里的脏东西彻底祛除，达到深度清洁的效果。深度清洁是预防毛孔粗大的第一步。

用泥状洁面产品按摩脸部 1~2 分钟后以温水洗净，然后用冷水收缩毛孔。温水洗脸可以更好地将洁面产品的残留部分清洗干净，之后用冷水洗脸可以达到冷热交替、收缩毛孔的作用。

另外，及时促进胶原蛋白增长是收缩毛孔科学有效的方法之一。胶原蛋白是让肌肤饱满、防止松弛的保证；而维生素 A 可以促进胶原蛋白的增长，让肌肤紧致不松弛，每个细胞都“蓬”起来，毛孔自然无影无踪。因此，如果条件允许，可以选择维生素 A 保养品，刺激胶原蛋白增长，收缩毛孔。

收缩毛孔不是一朝一夕就会见效的事情，在彻底根治毛孔问题之前，为了让自己每天看起来都是美美的，还需要借助妆容。因此，每天化妆时，可以在上底妆前使用含硅灵成分的毛孔修饰霜，这样可以令妆容持久，减少油腻感。

除了以上 3 个妙方之外，女性朋友们也可以试试以下方法。将新鲜茉莉花浸泡在冷开水中，用保鲜膜将水杯密封好，静置 3~5 天，兑入少许的医用酒精制成收敛水，进行面部清洁后轻拍在脸上，可收缩毛孔，清爽肌肤。如果有条件的话，建议用含苞待放的花朵，这样效果会更好。

在日常生活中，果皮敷面也是比较流行的收缩毛孔的方法之一。果皮的选择有多种，如西瓜、黄瓜、柠檬等果皮，它们都有很好地收缩柔软毛细孔的作用，还能抑制油脂分泌，同时有滋润美白肌肤之功效。

还有一个就是冷毛巾敷面的方法。这个方法相信很多人都尝试过。选择一款小方巾即可，将干净的小方巾浸湿后用保鲜袋装好放在冰箱的冷藏室里，晚上洁面后敷在脸上数十秒钟就可见效。

面部多暗疮，五种汤来养颜

症状：面部暗疮

妙方：①金银花紫花地丁汤。金银花、紫花地丁各15克，片糖（长方形，红糖）适量。洗净置瓦煲，入4碗水，放入药材煲约1小时后，滤去药渣，然后加入片糖，再煲片刻即成。可除热、抗菌、解毒。②银耳红枣汤。银耳50克，红枣20粒。圆肉5钱。冰糖适量。银耳泡发，洗净，剪去蒂，撕成适当大小的片；红枣去核洗净；圆肉洗净，加水适量，与以上材料共煲，至银耳软滑即可。冷热饮均可。可健脾补气、活血行淤、使面色光润。③绿豆茯苓赤芍汤。绿豆100克，茯苓40克，紫花地丁15克，赤芍20克，瘦肉150克，盐适量。各材料洗净。瓦煲置火上，入水8碗，下材料。大火至开，转小火。煲2小时出味，加盐调味，饮汤食肉。此法对祛除面部的暗疮有特效。④茅根甘蔗汤。茅根50克，竹蔗（青甘蔗）250克，胡萝卜1个，南杏仁50克，北杏仁25克，陈皮1小块。茅根、陈皮用水浸透，洗净备用。最好买青皮甘蔗，斩成10厘米左右长的段，然后纵劈成4～6条。胡萝卜切厚些。南杏仁、北杏仁洗净。将所有材料放入煲内，然后注入适量清水，猛火煲滚，改中小火煲3小时即可。⑤苹果酸奶汤。酸奶或乳酪1杯，新鲜苹果1个。苹果洗净去皮、心、蒂，切小块，与乳酪（酸奶）一起放入搅拌机中搅拌，待苹果成泥后，倒出饮用。也可以先将苹果块和少许水一起放入搅拌机中打出苹果汁，然后兑入酸奶调匀喝，效果相同。经常饮用，可使人的皮肤有光泽，面色红润。

药理：以上五种养颜汤，对于人们因为出汗多而损耗大量体液，以及因消耗体内的各种营养物质所引起的暗疮有独特的疗效，尤其可以补充无机盐类，有效调节内分泌，对治疗面部生暗疮，或者面呈憔悴之色有很好的疗效，以上几种具有滋润养颜功能的汤剂经常饮用效果更好。

面部暗疮俗称“青春痘”，又叫面疱、粉刺、酒刺、暗疮等，是由于毛囊及皮脂腺阻塞毛孔而发炎所引发的一种慢性炎症性皮肤病，这也是夏季最常见的病种之一，通常好发于面部、颈部、胸背部、肩膀和上臂。临床以白头粉刺、黑头粉刺、炎性丘疹、脓疱、结节、囊肿等为主要表现。这种疾病青春期多见，但也不完全受年龄阶段的限制，从儿童到成人，几乎所有年龄段的人都可以发病，是发生在毛囊皮脂腺的慢性皮肤病，发病的因素多种多样，但最直接的因素就是毛孔堵塞。毛孔堵塞以后，毛囊里面的油脂排不出来，越积越多就形成一个个小痘痘，粉刺就是这样产生的。不太严重的青春痘通常只能看到一个白色或者黑色的顶，这就是白头粉刺与黑头粉刺，你也可以挤出一些白色的分泌物，这就是堆积在毛孔里面的油脂，并非脏东西，也不是所谓的螨虫。只要毛孔不堵塞，痘痘就不会轻易冒出来。由于毛囊口被阻塞，毛囊管腔狭窄，形成缺氧状态，使毛囊内的厌氧菌大量滋生，导致微生物失衡。人体启动炎症介质，粉刺变红，就成了我们经常说的痘痘。

皮肤长疮是五脏的镜子。痘痘的产生主要与五脏六腑关系密切，中国医学研究表明：痤疮虽生长在皮肤表面，但却与脏腑功能失调息息相关。

中医认为引起痤疮的原因是：面鼻及胸背部属肺，本病常由肺经风热阻于肌肤所致；或因过食肥甘、油腻、辛辣食物，脾胃蕴热，湿热内生，熏蒸于面而成；或因青春之体，血气方刚，阳热上升，与风寒相搏，郁阻肌肤所致。夏季是面部暗疮的高发季节，因为天气炎热导致人体出汗多，堵塞毛孔毛囊所致。除了常饮以上几种汤剂之外，还要用心保持面部洁净。

人在寒冷的冬季所需要的营养物质远没有炎热的夏季多。这样一来，人们在夏季的营养补充就显得十分必要了。而喝汤恰恰是补充肌体亏耗的好方法。有资料表明，高温时，人体为了散热，一天的出汗量可以多达3~10升。从理论上讲，人体在流出和蒸发汗液的同时，会从身体带走很多热量。然而，在人体所流出的汗液中，除99%水分外，还会排出一定量的微量元素，如钠、钾、钙、镁以及无机盐等。这些物质对于人体都是极为珍贵的。

另外，汗液中还含有乳酸、尿素、氨、氨基酸等含氮物质，大量流汗还会造成人体内过多的水溶性维生素，如维生素C、维生素B_1、维生素B_2等流失。由此可见，炎热天气与寒冷季节人们所消耗的能量是有所不同的。

养生专家提醒大家，不同时节要喝不同的汤。晨起最适合喝肉汤，因肉汤中含有丰富的蛋白质和脂肪，在体内消化可维持3~5小时，避免人们在上午10~12点这个时段所产生饥饿和低血糖的现象。不同季节喝不同的汤可以预防季节性疾病。如夏天宜喝绿豆汤，冬天宜喝羊肉汤等。体胖者适合在餐前喝一碗蔬菜汤，既可满足食欲，又利于减肥。体型瘦弱者多喝含高糖、高蛋白的汤可增强体质。孕产妇、哺乳女性以及老人、小孩可在进食前喝半碗骨头汤，以补充身体所需的钙。注意，骨折病人不宜喝骨头汤。月经前适合喝性温和的汤，不要喝大补的汤，以免补得过火而导致经血过多。感冒的时候不适合煲汤进补，就连品性温和的西洋参最好也不要服用，因为这些油腻的汤容易加重感冒症状。

第二章

女人美体养生妙方

荷叶乌龙茶，喝掉厚脂肪

症状：肥胖

妙方：取干荷叶 10 克、乌龙茶或绿茶叶 10 克，山楂 20 克，泡水当茶饮，三餐的饭前饭后各饮用 1 次。连服 1 个月为一疗程。

药理：荷叶为多年水生草本植物莲的叶片。其化学成分主要有荷叶碱、柠檬酸、苹果酸、葡萄糖酸、草酸、琥珀酸及其他抗有丝分裂作用的碱性成分。乌龙茶中的主成分——单宁酸，证实与脂肪的代谢有密切的关系，而且实验结果也证实，乌龙茶的确可以降低血液中的胆固醇含量，实在是不可多得的减肥茶。还有山楂，山楂含多种维生素、酒石酸、柠檬酸、山楂酸、苹果酸等，还含有黄酮类、内酯、糖类、蛋白质、脂肪和钙、磷、铁等矿物质，所含的解脂酶能促进脂肪类食物的消化。

当下，“脂肪厚”这个词适用于各地各个年龄层的人。尤其是爱美的女性朋友们，特别害怕全身上下脂肪增厚。许多因素可导致肥胖，主要原因之一就是大量进食垃圾食品和缺乏锻炼。肥胖的人，或者仅仅是懒惰的人，通常超重只是因为缺乏锻炼。请相信经过自己的努力，你就能让自己远离肥胖。往下读，就知道如何有效地预防肥胖了。

预防厚脂肪首先要进行简单的活动，如爬楼梯、早晨和晚上在公园里散步以及游泳，通过改变生活方式和习惯从而产生巨大的改变。这样的活动不仅消耗多余的脂肪，而且还有助于保持心情愉快。刚开始应该做少量的活动或是适量的运动。这种运动应该保持在 30 分钟 5 次。如果已经适应了这样的运动，就可以加大你的运动量。那时你已经有了足够的耐力和力量，也可以和志趣相投的朋友一起参加健身俱乐部或体育项目。

平时的习惯也要坚持下去，比如一周内至少要抽出时间称量一次体重。这将帮助你找出有多少多余的脂肪，从而多做些简单的活动或者锻炼。处于初期阶段不活动也不吃饭，会感觉到体重增加。这样不利于减少体重。还有大量地饮水。大量饮水有助于身体排毒，因为所有的杂质都存在于身体的系统中。建议每天至少喝 8~10 杯水。早上起来空腹喝一杯温水，如果将半个柠檬挤进去，也是一个好主意。记住，水能净化肌肤，也能活化肌肤。

另外，保持身体健康的条件之一就是避免进食垃圾食品。想避开这些垃圾食品非常简单，只要不去买就好！你尽量少去或是不去快餐连锁店。居住的地方最好离垃圾食品远一点。如果真的很喜欢吃像比萨和汉堡这样的食物，一个月最好只去吃一次或是两次。尽量不要遵循每日三餐的规则。相反，分成小餐，每 2~3 小时吃一次。同时，在吃两餐之间不要吃高卡路里的零食。吃东西是只吃一小部分，不要全吃。如果不饿时就不要吃任何东西了。只有当身体发出饥饿信号时才能吃东西。吃东西时要细嚼慢咽，因为胃需要一段时间才能完全吸收食物中的营养。

在饮食上要讲营养平衡，蔬菜、水果和全麦制品都得吃。肥胖的成年人每天应该吃至少五份低糖的水果和蔬菜。一份蔬菜应该包括一半是生的或大半是煮的菜。一份水果包括一个新鲜水果和 1 个半罐装水果。应该避免吃高卡路里的蔬菜和水果，如芒果。

荷叶为多年水生草本植物莲的叶片，其化学成分主要有荷叶碱、柠檬酸、苹果酸、葡萄糖酸、草酸、琥珀酸及其他抗有丝分裂作用的碱性成分。药理研究发现，荷叶具有解热、抑菌、解痉作用。经过炮制后的荷叶味苦涩、微咸，性辛凉，具有清暑利湿、升阳发散、祛淤止血等作用，对多种病症均有一定疗效。

现代药理研究表明，荷叶具有降血压、降血脂和减肥的功效，因此，高血压、高血脂、肥胖症患者，将荷叶水冷却后用来洗澡，不仅可以防治痱子，而且具有润肤美容的作用。

《本草纲目》《随息居饮食谱》等古今药学典籍都记载：莲心具有清心火、平肝火、泻脾火、降肺火以及清热养神、降压利尿、敛液止汗、止血固精等功效。中国自古以来就把荷叶奉为瘦身的良药。目前在医院里，医生仍让肥胖病人喝荷叶茶。因为荷花的根，即藕，有利尿的作用，所以其叶部也有同样的功效。荷叶的浸剂和煎剂可扩张血管，清热解暑，有降血压的作用，同时还是减肥的良药。荷叶茶还能明显降低血清中甘油三酯和胆固醇含量，具有调节血脂的保健作用。因此常饮此茶，可起到降脂降压、减肥瘦身的作用。

乌龙茶，亦称青茶、半发酵茶，以本茶的创始人而得名，以福建和广东两地产的最负盛名，其中福建的“武夷岩茶”为最好。乌龙茶是我国几大茶类中独具鲜明特色的茶叶品类。乌龙茶的产生，还有些传奇的色彩，据《福建之茶》《福建茶叶民间传说》载：清朝雍正年间，在福建省安溪县西坪乡南岩村里有一个茶农，也是打猎能手，姓苏名龙，因他长得黝黑健壮，于是乡亲们都叫他“乌龙”。一年春天，乌龙腰挂茶篓，身背猎枪上山采茶，采到中午，一头山獐突然从身边溜过，乌龙举枪射击但负伤的山獐拼命逃向山林中，乌龙也随后紧追不舍，终于捕获了猎物，当把山獐背到家时已是掌灯时分，乌龙和全家人忙于宰杀、品尝野味，已将制茶的事全然忘记了。翌日清晨，全家人才忙着炒制昨天采回的“茶青”。没想到放置了一夜的鲜叶，已镶上了红边，并散发出阵阵清香，当制好茶叶时，滋味格外清香浓厚，全无往日的苦涩之味，并细心琢磨与反复试验，经过萎雕、摇青、半发酵、烘焙等工序，终于制出了品质优异的茶类新品——乌龙茶。安溪也随之成了乌龙茶的著名茶乡。

乌龙茶之所以流行，完全是因为它有溶解脂肪的减肥作用，这种说法也确实有科学的根据。因为茶中的主要成分——单宁酸，经证实与脂肪的代谢有密切的关系，而且实验结果也证实，乌龙茶的确可以降低血液中的胆固醇含量，实在是不可多得的减肥茶。

山楂，又叫“山里红”“胭脂果”，它具有很高的营养和药用价值。山楂除鲜食外，可制成山楂片、果丹皮、山楂糕、红果酱、果脯、山楂酒等。山楂片和山楂果丹皮是最普通、最流行的品种。

山楂片含多种维生素、酒石酸、柠檬酸、山楂酸、苹果酸等，还含有黄酮类、内酯、糖类、蛋白质、脂肪和钙、磷、铁等矿物质，所含的解脂酶能促进脂肪类食物的消化。促进胃液分泌和增加胃内酶素等功能。中医认为，山楂具有消积化滞、收敛止痢、活血化瘀等功效。主治饮食积滞、胸膈痞满、疝气血瘀闭经等症。是调节血脂及胆固醇含量、排脂减肥的良品。

综合以上三种食材，我们可以得出一个完美的减肥食疗方。具体为：取干荷叶 10 克、乌龙茶或绿茶叶 10 克，山楂 20 克，泡水当茶饮，三餐饭前饭后各饮用 1 次。连服 1 个月为一疗程。

茶叶水番茄汁，治狐臭不再愁

症状： 狐臭

妙方： ① 将适量茶叶水煎后涂洗腋下。② 取番茄汁 600 毫升，浸泡腋下，每次 30 分钟，每周 3 次。

药理： 茶叶有清热解毒的功效，同时，茶本身具有独特的清香，能够除异味，比如茉莉花茶。番茄性凉，也有清热解毒的功效，而且，番茄碱有抗真菌作用，能抑制真菌。

在我国，虽然狐臭体质人群较少，但总闻之色变，令当事人尴尬无比。产生狐臭原因为何？一般而言，汗腺有两种：一种是外分泌腺，又名小汗腺，分布于全身，分泌 99%的水分和 0.5%的盐分；另一种为顶浆腺，又名大汗腺，分布皮肤真皮层，开口于毛根部，只分布在腋下、阴部和眉毛，会分泌较浓稠之液体，含有油脂、蛋白质及淀粉。再经由腋下的细菌分解分泌汗液，形成恶臭。除了汗腺分泌因素外，遗传和不良的生活习惯也是人为什么会得腋臭的原因，如果父母双方都有腋臭，则孩子有腋臭的概率很大；个人卫生与身体的气味也有密切关系，不良的生活习惯往往导致腋臭。

青年男女体表腺体分泌物较其他人群高，尤其是油性皮肤者，身体异味比一般人要强烈得多。此外，女性的体表分泌腺比男子多50%以上，这些腺体集中在乳房、腋窝、肛门以及肚脐周围，青春期发育旺盛，并在精神因素、激素水平、环境气候等因素的调节下分泌一些腺体。这些腺体的分泌，常使女性身上某些局部形成潮湿或温暖环境，成为细菌的“培养基”，促使细菌的生长与分解，产生身体异味。

其实，个人卫生与身体的气味有着非常密切的关系，不良的生活习惯往往导致体臭。人体有许多不利于清洁的地方，如乳房下、腹股沟、腋窝、脐部等处有很多皱褶，而且分泌液较其他部位多。许多青年男女喜欢穿紧身衣、牛仔裤等，导致皮肤与衣服紧贴，阻止了分泌液的挥发，使这些部位温度高、湿度大，一些细菌便在这里滋生、分解，并产生特殊的异味。大汗腺本身并不产生导致狐臭的分泌物，其“分泌物”主要来自体液的渗透！大汗腺肌上皮细胞在静态时，其细胞间隙比脂肪酸、蛋白质等分子小。但是由于肌上皮细胞有收缩性，部分人群由于大汗腺肌上皮细胞力量较弱，不足以阻止脂肪酸、蛋白质等分子，从而在体内压力下被渗透至大汗腺，被排出体外而成为狐臭的源头。而女性平滑肌占的比例较多，肌体收缩力量较弱，这也就是女性狐臭患者比男性多的原因。

目前，传统的医学界认为狐臭是由于人体大汗腺异常分泌或者分泌旺盛，所产生的分泌物被排出体外，与腋窝表面的细菌酵解，而产生的一种异味。所以医疗专家们采用的方法都是阻止大汗腺分泌，要么切除大汗腺，要么采用堵塞毛孔的方法控制它的分泌，这样都是无法根治狐臭的，人体在运动时大汗腺一定会分泌汗液等分泌物。医疗专家一般认为产生狐臭的分泌物不是由大汗腺分泌的，而是来自大汗腺之外体液的渗透，这并不正确，所以治疗方法不是阻止大汗腺分泌，而使大汗腺肌上皮细胞再生长，使其变得更加强健，使细胞间隙恢复到正常数值

（小于 75nm），从而阻止脂肪酸、蛋白质等分子的渗透，使大汗腺分泌逐渐达到平衡状态，就从根本上消除了狐臭产生的根源。因此，狐臭患者不用担心，只要找到了狐臭产生的根源，对症下药是可以达到根除目的。

中医又称狐臭为“体气”“狐燥”“狐气”，认为狐臭多与遗传有关，承袭父母腋下秽浊之气，熏蒸于外，从腋下而出；或因过食辛辣厚味之品，致使湿热内蕴；或由天热衣厚，久不洗浴，使津液不能畅达，以致湿热秽浊外堕，熏蒸于体肤之外而引起。

临床证明，中医在治疗狐臭方面具有很大的优势，一般只需外抹，不需像西医一样手术治疗，手术治意味着高创伤、高费用、高复发，痛苦大且易感染。

下面为大家推荐一个极其简单的治疗狐臭的方子：将适量茶叶水煎后涂洗腋下。药理在于，茶叶有清热解毒的功效，同时，茶本身具有独特的清香，能够除异味，比如茉莉花茶。唐朝卢仝的《七碗茶歌》曾这样说：“一碗喉吻润，二碗破孤闷，三碗搜枯肠，唯有文字五千卷。四碗发轻汗，平生不平事，尽向毛孔散。五碗肌骨清，六碗通仙灵。七碗吃不得也，唯觉两腋习习清风生。”

此外，番茄汁也有除狐臭的效果。取番茄汁 600 毫升，浸泡腋下，每次 30 分钟，每周 3 次。药理在于，番茄性凉，也有清热解毒的功效，而且，番茄碱有抗真菌作用，能抑制真菌。

最后要清楚的是，狐臭并不是与生俱来的，后天的环境也很重要。随着全球文明与工业化的到来，大气已经不再纯净了，而在某种程度上成了“毒气”，伴有各种灰尘、病菌，再加上人们生活节奏越来越快，常常忽视了对自身的清洁、保养，由此引发狐臭很正常。因此，不管是治疗还是预防，平日里一定要勤洗澡，勤换衣服，尤其在出汗以后一定要洗澡，因为人体出汗时更容易导致真菌的滋生，另外，对刺激类的饮食也要适度。

陈醋大蒜泡一泡，治疗灰指甲有奇效

症状：灰指甲

妙方：取适量的老陈醋和大蒜，找一个能放入手指或脚趾的玻璃瓶，然后将大蒜捣碎，装入玻璃容器，倒入陈醋浸泡24小时。然后用其泡患有灰指甲的指头，每次浸泡前先用热水将指甲泡软，然后泡20分钟，晚上为宜。2周后可见疗效，3周后新指甲就会长出来。

药理：蒜醋结合能更好地杀死真菌。至于选择玻璃瓶是为了避免醋酸与金属发生化学反应，刺激皮肤。当然，用陶瓷容器也可以。

手指甲或脚指甲变成灰白色，人们通常称之为“灰指甲”。对于女性来讲，灰指甲不仅是疾病，而且严重影响形象。现代医学称灰指甲为甲真菌病。灰指甲（甲癣）是皮肤癣菌侵犯甲板所致的病变，是一种发生于指（趾）甲及甲下的真菌病。主要病理是真菌感染导致指甲结构改变、颜色改变并且相互传染的一种真菌性皮肤病，常由一个导致多个指甲被传染，一直以来，灰指甲病总是无法根治，被称为顽固型疾病。而传统的灰指甲的治疗方法也总是治标不治本，收效甚微。

灰指甲的表现有指甲混浊失去光泽，指甲肥厚，甲面凹凸不平，甲分离，变色，甲板萎缩，甲板脱落，甲板翘起或钩甲，或表现为甲沟炎。它是皮肤科的常见病和多发病，又是一种治疗相对麻烦的疾病。在各种皮肤癣病中灰指甲的确是最顽固、最难治的一种，许多患者在初得病时总是希望尽快把病治好，但往往因没有好的方法而半途而废。

医学研究显示，定植在甲板、甲下的真菌在甲受轻微外伤后进入甲板生长繁殖，它们一方面将甲组织作为营养源，另一方面破坏甲的正常结构，造成各种主观及客观的甲损害。家族史、潮湿环境、营养不良、免疫低下等为易感因素，外伤特别是不当的美甲、应用公共修甲工具、穿公共拖鞋等可感染该病。

真菌在甲板生长后可分泌蛋白酶分解角质，破坏甲组织，导致甲形态、质地、颜色改变，其代谢产物可刺激甲小皮、加床、甲皱襞等组织，形成一系列病理改变，严重者可致血管炎，引起指端坏死。

真菌在生物学分类上属于藻菌植物中真菌超纲并具真核细胞型的微生物，它们在自然界分布广泛，但绝大多数对人有利，如酿酒、制酱，发酵饲料，农田增肥，制造抗生素，生长蘑菇，食品加工及提供中草药药源（如灵芝、茯苓、冬虫夏草等，都是真菌的产物或本身或利用真菌的作用所制备的）。对人类致病的真菌分浅部真菌和深部真菌，前者侵犯皮肤、毛发、指甲，为慢性，且对治疗有顽固性，但对身体影响较小，后者可侵犯全身内脏，严重的可致人死亡。此外，有些真菌寄生于粮食、饲料、食品中，能产生毒素引起中毒性真菌病。

真菌细胞结构比细菌复杂，细胞壁缺乏构成细菌胞壁的肽聚糖，其坚韧性主要依赖于多聚 N-乙酰基葡萄糖构成的甲壳质（Chitin）。

真菌对干燥、阳光、紫外线及一般化学消毒剂有耐受力，但充分暴露于阳光、紫外线及干燥情况下，大多数真菌可被杀死，且对 2.5%碘酒，10%福尔马林都敏感，一般可用福尔马林熏蒸被真菌感染的房间。真菌对热敏感，一般 60℃ 1 小时可杀死真菌菌丝和孢子。

说了这么多关于真菌的知识，不如看看什么药物最能有效杀死真菌。答案就是陈醋和大蒜。

具体做法是：取适量的老陈醋和大蒜，找一个能放入手指或脚趾的玻璃瓶，然后将大蒜捣碎，装入玻璃容器，倒入陈醋浸泡 24 小时。然后用其泡患有灰指甲的指头，每次浸泡前先用热水将指甲泡软，然后泡 20 分钟，晚上为宜。2 周后可见疗效，3 周后新指甲就会长出来。其药理就在于，蒜醋结合能更好地杀死真菌。至于选择玻璃瓶是为了避免因醋酸与金属发生化学反应而刺激皮肤。当然，用陶瓷容器也可以。

肌肤损伤，果蔬方有奇效

症状：晒伤

妙方：①黄瓜榨汁：皮肤晒伤或者碰伤后，可用黄瓜汁敷在疼痛的皮肤上约10分钟，清凉透入皮肤，疼痛自然消减。敷后记得用水冲洗干净。②西瓜皮蜜糖：皮肤损伤后，可用西瓜皮捣汁，掺入蜜糖做面膜或者敷在伤痛处，可以消减晒伤皮肤的肿痛和脱皮现象。蜜糖含有的维生素、葡萄糖和果糖等能滋润美白皮肤，还有杀菌消毒之功效，能使伤痛尽早愈合，使皮肤恢复光泽。③番茄、奇异果榨汁：番茄加奇异果榨汁敷在伤痛处可以有效治疗皮肤晒伤、碰伤。除了外敷，也可以用番茄和奇异果榨汁喝下。这两种果蔬含有丰富的维生素C，具有抗氧化成分，能美白皮肤。

药理：黄瓜榨汁涂抹皮肤伤处具有非常好的缓解疼痛的功效，而西瓜皮和蜜糖含有的维生素、葡萄糖和果糖可杀毒消毒、滋润和美白皮肤。番茄奇异果则含有丰富的维生素C，可以抗氧化、美白皮肤。以上三种方法对不同程度的晒伤、碰伤有绝好的疗效。

皮肤分布于人体表面，是非常容易受伤的。尤其是女性柔嫩的皮肤，更容易受伤。不小心碰到或者是夏季日晒，都会给皮肤带来伤害。如果不能及时处理，不仅会扩大伤痛，还会影响形象。尤其是夏季，日照非常强烈，容易导致皮肤被晒伤。女性夏天出门应该尽量涂防晒霜，最好穿深色衣服，因为它不容易被紫外线穿透。晒伤后若处理不当，会对皮肤造成更严重的伤害，紫外线对肌肤的伤害绝不仅仅是晒黑和留下晒斑那么简单，它还会使肌肤变得敏感、出现幼纹、过早衰老等问题。

夏天是个让女性朋友又爱又怕的季节，海边、山区、高原等都是旅游的好地方，但是如果不注意防晒或晒后修复就会造成难以挽回的皮肤灾难，肌肤很脆弱，伤后修复是关键。

皮肤损伤不仅可导致肌肤红肿、发痒、脱皮、过敏、黑斑和变黑，同时也导致脱水、干燥、粗糙和皱纹。所以仅仅防晒是不够的！如果在皮肤遭到侵害之时或之后，立即安抚神经，给肌肤以清凉镇静，可以阻断黑色素合成或阻止其渗透到表皮。预防皮肤进一步采取其他抵抗光的自我“老化”措施，防患于未然，这就是晒后修复原理。如果晒伤之后又误用了保养品，很有可能会迅速发展成接触性皮肤炎！当肌肤出现红肿、干燥及轻微脱皮等初期晒伤症状时，虽然不必看医生，但自行护理时，仍有许多步骤必须注意。

这时不适合使用一般的清洁用品，最好使用弱酸性符合肌肤 pH 值的清洁品，以免刺激肌肤，但若不知如何选择清洁品，最简单的方法就是使用婴儿香皂或不含皂碱的婴儿沐浴乳等来清洁肌肤。皮肤损伤症状未减，日常保养中不可去角质，不论皮肤是否有脱皮症状，都要让晒伤的废皮自行脱落，不可通过外力强行清除。

皮肤损伤之后最好避免使用化妆品。有的皮肤损伤者因为觉得脸部灼热，在不知情的情况下，拼命拍打化妆水，想让肌肤镇定，殊不知，有些化妆水中含有酒精或果酸等成分，反而会刺激肌肤或使其再次灼伤。

正确的补水方法是最好使用矿泉喷雾，为肌肤轻柔地补充水分。但必须注意一定要待肌肤冷却后，再行喷洒，因为如果肌肤温度过高时，立刻使其降温反而会因热胀冷缩，因导致肌肤出现过敏症状而产生二次伤害。用完喷雾后要立即用面纸、化妆棉或干净的毛巾将水分吸干，不然会因蒸发过度带走肌肤更多的水分。因水分已经由肌肤大量散发，日常饮水也要酌情增加，只要感到口干舌躁，就饮用大量清水（最好是白开水，平日常喝的碳酸饮料或健康醋等最好先别喝），但注意不要再接触刺激性的食物，如咖啡、茶及辣椒等。

当皮肤得到大量水分的补充之后，可以以无刺激性的产品来镇静肌肤，含芦荟及金缕梅等天然成分的凝胶是最适合用来镇静晒后肌肤的。若手边没有这类保养品，可以用冷水或脱脂牛奶等来湿敷晒伤的部位；家中若有维生素E胶囊，也可以将胶囊剪开，直接取其中的维生素E敷在伤口上，或是以布包裹冰块来冰敷，也能达到不错的镇静效果。损伤后的肌肤对透气性的需求非常强，千万不可涂抹含油脂及凡士林类的滋养油或软膏类的产品，那样会使肌肤无法呼吸，导致肌肤局部坏死。

以上妙方对单纯的初级皮肤损伤，治疗大约需3天时间，若完全放任不理，则大约需1周时间。初级晒伤是较容易护理的，最重要的是避免误用刺激性的产品或反复损伤，引发接触性皮肤炎。

妙方治疗脚癣，打造完美玉足

症状：脚癣

妙方：①乌梅100克，白及、苦楝皮、苍术、黄柏、苦参各20克，丁香、吴茱萸各15克，乌头、冰片各10克。先煎乌头、白芨、次加乌梅、苦参，1小时后再添加丁香、吴茱萸。浓煎后加75%酒精200毫升，去渣取液，加冰片混匀，用棉球蘸药涂搽患脚，一日2次。②鲜鸡蛋1个，第二次淘米水1000毫升。淘米水洗换脚10分钟，将蛋壳内薄膜取下，贴敷患处。保留1～2小时。每日1次。

药理：以上妙方对于由真菌感染引起的脚癣有独特的疗效，对由于病情发展或搔抓而出现的糜烂、渗液，甚或细菌感染，出现脓疱等症状效果更好。

自古以来，脚之美动人心魄，超乎于手。于是乎，就有人称之为玉足。美足就是在这一基础上发展而来的叫法。一是好脚不多，二是欣赏的机会更不多，三是更有私密性，会给男人更强的心理感应。但凡拥有一双绝美的脚，这辈子是一件超乎寻常的乐事，令人羡煞。可是由于其特殊性，保持脚之美，比手更难。尤其是到了夏日，玉足变成汗脚臭脚让人心里堵得慌，要是再感染真菌得了脚癣，则更加令爱美女性头疼!

脚癣俗名“香港脚”，又叫脚气，是由真菌引起的常见皮肤病。脚癣是一种接触传染病，常因共用脚盆、脚巾、手巾、拖鞋及澡盆而迅速传播。症状为脚趾间起水泡、脱皮，严重者会开裂、糜烂。它是由致病性皮肤真菌引起的足部皮肤病。在我国有很高的患病率。南方发病比北方多，夏季发病比冬季多。不少人认为脚癣是区区小病，往往不屑一顾，发痒时抓挠几下算了。殊不知，脚癣除了能传染到身体其他部位而引起甲癣、体癣、股癣等皮肤病外，还会引发以下急性炎症。

脚癣由真菌感染引起，其皮肤损害往往是先单侧（即单脚），数天、数周或数月后才感染另一只脚。水疱主要出现在趾腹和趾侧，最常见于三四趾间，足底亦可出现。为深在性小水疱，可逐渐融合成大疱。脚癣的皮肤损害有一特点，即边界清楚，可逐渐向外扩展，但绝不是弥漫性、边界不清楚的。因病情发展或搔抓，可出现糜烂、渗液，甚或细菌感染，出现脓疱等。

趾间起水疱、脱皮或皮肤发白湿软，也可出现糜烂或皮肤增厚、粗糙、开裂，并可蔓延至脚底及脚首边缘，剧痒，必须抓破为止。故常伴局部化脓、红肿、疼痛，腹股沟淋巴结肿大，甚至形成小腿丹毒及蜂窝组织炎等继发感染。由于用手抓痒处，常传染至手而引发手癣（鹅掌风）。真菌在指（趾）甲上生长，则成甲癣（灰指甲）。真菌喜爱潮湿温暖的环境，夏季天热多汗，穿胶鞋、尼龙袜者更是为真菌提供了温床；冬季病情多好转，表现为皮肤开裂。

浸渍糜烂型或水疱型脚癣在感染化脓时，易引起急性淋巴管炎。开始时，在脚癣病灶处出现红、肿、热、痛等症状，很快有一条红线自下而上，沿小腿向腘窝发展，附近的淋巴结肿大、压痛，并伴有程度不同的全身症状，如畏寒、发热、头痛、食欲缺乏、乏力等，如治疗不及时，“红线”可达腹股沟。

脚癣主要引起小腿丹毒，往往起病急骤，患者畏寒、发热、头痛、恶心、呕吐和关节疼痛，体温可升至39℃以上，同时患侧腹股沟淋巴结肿大，白细胞升高。症状较轻的患者仅在足踝部皮肤出现一过敏性红斑，继之脱屑，重者皮肤开始表现为红斑并伴有肿胀，发炎的部位因为水肿而略高于周围皮肤，与正常皮肤分界清楚，扩展迅速，触之有热感，压痛明显，有的患者红斑水肿显著，或有水疱形成。少数病人可出现局部组织坏死。年老体弱者，还可引发肾炎、皮下脓肿及败血症等并发症。若丹毒反复发作，可导致淋巴管阻塞，慢性淋巴管水肿，久之，患处纤维组织增生，皮肤增厚、粗糙、变硬，就像大象的皮，俗称“大象腿”，医学上称之为“象皮肿”。

脚癣还能引起急性蜂窝织炎，一般发生在脚癣的病灶处，因感染部位的软组织比较疏松，炎症易向四周扩散，有时可波及深部组织，甚至达到肌腱和骨。病变处皮肤明显红肿，与周围组织分界不清，病变中央常发生坏死。较深的蜂窝织炎症部位皮肤表面红肿虽不大明显，但有局部水肿和深部压痛。同时，患者有高热、畏寒、乏力等症状。一般一周左右形成脓肿，也可引起急性淋巴管炎，甚至发生败血症而危及生命。

预防和治疗脚癣除了用妙方之外，重要的是要注意日常生活中脚的卫生。每次洗脚后用软毛刷子将脚后跟、脚趾、脚缝等部位刷干净。脚部干燥者洗脚后可涂些橄榄油、套个塑料袋，再入热水中，待毛孔张开后，营养成分便会被脚肌肤吸收。天热时，脚容易出汗，可将爽足粉撒在脚底或鞋子内，除了感觉清爽外，还有预防脚臭的作用。用柠檬、西瓜皮、小黄瓜等富含维生素C的蔬果擦脚，可使脚部肌肤滑柔、细嫩，防止脚部发炎，并有增白效果。鸡眼是长在脚趾及脚底的硬皮，一般是因鞋子太紧、脚部受摩擦引起的，可贴去鸡眼药膏或去医院治疗。脚指甲长入肉内的，剪趾甲时不要剪得过短，以能盖住脚尖为宜。脚底长茧者可把海沙和润肤剂拌匀，用来摩擦粗糙的部位，能使硬皮变得柔细。对于脚部疲劳的消除，推荐两种方法：一是在温水中加入一小杯米醋，泡脚20分钟，然后脚高于头部，平躺半小时；二是先将双脚浸入烫水（以脚能承受为限）约2分钟，然后再浸入冷水中 2 分钟，交换两三次。

桑叶水一百天，拥有好身材

症状：肥胖、高血脂

妙方：取适量桑叶用开水冲泡，隔一晚上，次日清晨空腹饮用，每日三餐前饮，100 天后即可达到减肥效果，之后亦可常喝。

药理：桑叶内含有 1- 脱氧野霉素（DNJ），这是一种仅存在于桑树植物中的生物碱，含量约 100mg/100g，这种生物碱是一种 α－糖苷酶的抑制剂。在正常情况下，糖分要依靠这种酶才能分解成小分子糖并被吸收，所以一旦失去作用，血液也就无法再吸收糖分了。因此，有了桑叶水，平时想多吃点好的，大可放心，因为肠胃不会将其充分吸收。

肥胖是指一定程度的明显超重与脂肪层过厚，是体内脂肪，尤其是三酰甘油积聚过多而导致的一种状态。由于食物摄入过多或机体代谢的改变而导致体内脂肪积聚过多，造成体重过度增长并引起人体病理、生理改变或潜伏。

一般人的日常饮食，经常摄取含有脂肪等高热量食物，一旦摄取过量的脂肪，就会造成能量过剩，而促进了脂肪的累积，同时也因为摄取了过量的“酒精”，而造成能量过剩。这一点，是很多人都容易忽略的，所以常听有人说：“为什么我吃得很少，却仍然肥胖，我只是爱喝酒而已。”所以，日常的饮食是十分重要的。还有另一成因就是身体毒素偏多也就是机体杂质多，人体由三个循环系统组成，即血液、淋巴、消化系统。淋巴是人体的免疫系统，消化系统的作用是吸收营养，血液起着营养组织、调节器官活动和防御有害物质的作用。当收出不平衡时就形成了肥胖。这也就是肥胖者多高血压、免疫力不好胃动力不足的原因了。

特殊性肥胖主要是母性肥胖和经绝后肥胖两种。专家介绍，前者是女性在妊娠期间引起了暂时性下丘脑功能失调，加之怀孕期和哺乳期营养过剩，活动量减少，脂肪代谢紊乱，体重往往急剧上升，有时甚至可高达 90~100 千克，在产后 1~2 年内，由于营养相对减少，又恢复了正常的活动，体重一般逐渐下降，体型也会逐渐恢复正常。当然，也有一部分人会一直保持偏胖的状态。经绝后肥胖是由于卵巢功能衰退，雌激素对脑垂体抑制减退，出现继发性下丘脑和垂体功能及自主神经功能紊乱，使糖和脂肪代谢失常，食欲亢进，进食增加而肥胖。

1 克人工碳水化合物或 1 克蛋白质只产生 4 千卡热量，而 1 克脂肪能产生 9 千卡热量，所以多吃一点脂肪等于多吃很多的碳水化合物或蛋白质。植物油比同等重量的肥肉所含的脂肪要多，因为肥肉中除了脂肪外还含有水分、蛋白质和纤维组织。有人说："我不吃肥肉，只吃素油，可以避免肥胖。"实质上这是一种误解，瓜子、花生、核桃、松子、榛子、夏果等硬果类食物的成分中几乎一半是脂肪。

酒是产生高热量的饮料，1 克酒精能产生 7 千卡热量，仅次于脂肪产的热量，啤酒中的酒精度数虽然只有 3%左右，但还有 11%的含糖度数，而且喝啤酒的量要大得多。一瓶啤酒产生的热量相当于 100 克粮食产生的热量，酒喝得多就等于多吃了食物，多余的能量还会以脂肪的形式储存起来。

无数的人尝试用无数种方法减肥，结果没有几个如愿的，那么，到底什么样的方子才管用？这里推荐桑叶水。具体做法：是取适量桑叶用开水冲泡，隔一晚上，次日清晨空腹饮用，每日三餐前饮，100 天后即可达到减肥效果，之后亦可常喝。

桑叶内含有 1-脱氧野霉素，这是一种仅存在于桑树植物中的生物碱，含量约 100mg/100g，这种生物碱是一种 α-糖苷酶的抑制剂。在正常情况下，糖分要依靠这种酶才能分解成小分子糖并被吸收，所以一旦失去作用，血液也就无法再吸收糖分了。因此，有了桑叶水，平时想多吃点好的，大可放心，因为肠胃不会将其充分吸收。

桑叶中不仅含有生物碱，而且含有丰富的γ氨基丁酸和植物淳，其含量是高档绿茶的3~4倍，具有减肥、美容、降血糖的作用。

对于降低血糖来说，利用桑叶含有的一种脱氧野霉素，可阻止糖分解酶发挥作用。桑叶原物具有抑制血糖上升的功能，其主要功能成分是桑叶中的“生物碱”，这是一种具有特殊功能的成分，是其他动植物所没有的。日本医学界称这种特殊组成为“DNJ”物质。其主要作用是抑制蔗糖酶、麦芽糖酶、a–葡萄糖甘糖、a–淀粉酶的分解，能刺激胰岛素分泌，降低胰岛素分解速度。

预防心肌梗死和脑出，高脂血症病人的血液黏度高，在毛细血管中的流动特别不畅通。毛细血管只有我们头发的1/100那么粗，所以容易堵塞。心肌梗死和脑出都是毛细血管堵塞的结果。桑叶中含有强化毛细血管、降低血液黏度的黄酮类成分，所以在减肥、改善高脂血症的同时，又有预防心肌梗死和脑出血的作用。

喝桑叶茶能减肥，就是与桑叶“消肿”“清血”的作用有关。桑叶茶之所以能够消肿，是因为桑叶有利水的作用。利水作用与利尿作用不同，不光可以促进排尿，还可以使积在细胞中的多余水分排走。所以桑叶茶能够改善所谓的水肿现象。清血是将血液中过剩的中性脂肪和胆固醇排清。血液中的中性脂肪或胆固醇过多就会引发高脂血症，所以胖人多为高脂血症患者。桑叶有改善高血脂的作用。

近年来的研究证明，桑叶还有良好的皮肤美容作用，特别是对脸部的痤疮、褐色斑有比较好的疗效。桑叶富含黄酮化合物、酚类、氨基酸、有机酸、胡萝卜素、维生素及多种人体必需的微量元素，这对改善和调节皮肤组织的新陈代谢，特别是抑制色素沉着的发生和发展均有积极作用。另外，坚持饮用还能减少皮肤或内脏中脂褐质（即老年斑）的积滞。

只要坚持喝桑叶水，并且适量运动，就不必再为肥胖发愁了。

皮肤感染，马齿苋有妙用

症状：皮肤感染

妙方：马齿苋去根，洗净晾干放入石臼内，捣成糊状，放入青黛调匀，贴于患处。治疗时40分钟换药一次，连续9次。此方对治疗皮肤感染有明显疗效，适用于皮肤感染溃烂或生痈、生疖。

药理：马齿苋为药食两用植物。全草供药用，有清热利湿、解毒消肿、消炎、止渴、利尿的作用。种子可明目。现代研究，马齿苋还含有丰富的SL_3脂肪酸及维生素A样物质：SL3脂肪酸是形成细胞膜，尤其是脑细胞膜与眼细胞膜所必需的物质；维生素A样物质能维持上皮组织，如皮肤、角膜及结合膜的正常机能，参与视紫质的合成，增强视网膜感光性能，也参与体内许多氧化过程。捣碎之后对皮肤感染溃烂有很好的疗效。

由于季节变化或者工作环境的影响，女性朋友们的皮肤非常容易被病源寄生虫和蚊虫叮咬，出现红肿且奇痒，搔抓后可继发细菌感染，出现脓疱疮（疹）等。所以被蚊虫叮咬之后切勿搔抓，可涂抹风油精、清凉油来消肿止痒。

天气炎热的时候尤其容易出汗，人体的皮肤容易造成细菌、病毒等一些微生物的感染。这些微生物进入人体后，会造成一些过敏反应，出现皮炎、湿疹、皮肤瘙痒症、皮肤顽癣、痤疮、水痘等病状。

在气候多变季节，要注意皮肤的湿润和清洁，更要注意皮肤的防护。特别是患有反复发作的疑难皮肤病患者以及长期服用激素类药物、停药后出现反弹的皮肤病患者，一定要注意保养好身体，提高机体的抗病能力。此外，皮肤病的发病与季节和日常生活有着密切的关系，换季时要注意保暖，因为感冒发烧时人体抵抗力较低，易诱发多种皮肤病。作息要有规律，不要熬夜，在饮食上应注意补充维生素和水分。

手脚冰凉，喝点猪肝瘦肉粥

症状：手脚冰凉

妙方：将猪肝、瘦肉洗净、剁碎，加油、盐适量拌匀；将大米淘洗干净，放入锅中，加清水适量，煮至粥将熟时，加入拌好的猪肝、瘦肉，再煮至肉熟透即可。

药理：中医认为，手脚冰凉是一种“闭症”，受到天气转凉或身体受凉等因素影响，致使肝脉受寒，肝脏造血功能减弱，导致肾脏阳气不足，肢体发凉，手脚发红或发白，严重的甚至出现疼痛的感觉。现代医学认为，手脚冰凉是因为血液中的铁含量减少，猪肝和瘦肉里面含有大量的铁，人体吸收后会增加血液中铁的含量，可有效治疗手脚冰凉的症状。

不论是夏天，还是冬天，不论穿多还是穿少，不论吃凉还是饮热，总会感觉手脚冰凉，这是很多女性朋友常见的症状。

“寒从脚下起”，手脚冰凉又会导致全身发冷。对于很多女性朋友来说，手脚冰冷几乎成了一种“常态”，人体基础代谢率较低、血液储备能力降低、神经末梢循环不好、体温调节不佳等都可能让人感觉手脚冰凉，这些情况在老年人及中青年女性身上表现得尤为突出，而且脑力劳动者要比体力劳动者更易出现手脚冰凉的现象。只要保持心情愉快、注意保暖、适当运动，注意饮食调养就能得到改善。

“养树护根，养人护脚”，脚底由无数神经末梢与人体各部位相连。要想消除手脚冰冷症状，最省力的办法就是坚持热水泡脚。每晚睡前可以用40℃左右的热水泡脚，还可以根据自身需求在水中加入生姜、甘菊、迷迭香等精油，促进血液循环。可以一边泡脚，一边按摩脚底，效果更好，直至泡到全身微微出汗为止。

此外，手脚冰凉特别严重者，可以在泡完脚后穿着袜子睡觉，这样整个身体都是暖暖的，不仅很快入睡，还能睡个好觉。而患有心脑血管疾病的患者和老年人，泡脚过程中如果出现胸闷、头晕，应暂时停止泡脚并躺下休息。

手脚冰凉主要是缺乏锻炼引起血液循环不良所致。不妨每天早起做做运动，甩甩胳膊，跑跑楼梯，原地跳跃，舒展筋骨。只要每天锻炼20~30分钟，加速血液循环和新陈代谢，使气血运行，全身就会变得暖乎乎，一整天都会充满活力，不容易发冷。冬季推荐的运动有慢跑、跳舞、跳绳、打太极拳等。

但需要注意的是不可以运动过度，因为高强度的运动会导致大量出汗，反而会“发泄阳气”，适得其反。当然，还要特别注意腿和脚的保暖，不要穿太紧的衣服，衣服过紧会阻碍血液循环。而且每天至少要保证6个小时的睡眠时间，充足的睡眠有利于储藏阳气，蓄积阴精。另外，按揉手背手腕上的阳池穴、足部的涌泉穴等也有一定的作用。还可以经常揉搓手脚心，以改善末端血管的微循环状况。

长期手脚冰凉会导致手脚被冻伤，还会引发风湿病，引起诸多身体不适。如不及时预防，会导致精神不佳、身体畏寒。寒性体质的人群，日常应多摄取含维生素E、铁质并且蛋白质丰富的食物以及一些性属温热的食品，来提高机体的耐寒力，如坚果类的核桃仁、芝麻等；蔬菜类的韭菜、胡萝卜、菠菜等；水果类的杏、桃、木瓜等，其他如牛肉、羊肉、糯米、黄豆、红枣、红糖等都属于温热性食物。此外，多喝人参茶、桂圆茶等不仅可以让身子变暖，达到滋补的效果，而且手脚也不会再冰凉。

对于非疾病原因产生的手脚冰凉，要从日常生活各方面来着手调治，如开始运动、食疗、吃药膳、泡澡、按摩……四肢自然会温暖，面色自然会红润，冬天也不再感觉寒冷。美丽“冻”人要不得。要特别注意腿和脚的保暖，如果下肢温暖，全身都会觉得暖和。尤其要注意关节的保暖，如关节保护不好容易使凉气进入，易得风湿。

研究发现，人体血液中如缺铁会怕冷。贫血女性的体温较正常血色素的妇女低0.7℃，产热量少13%，当增加铁的摄入后，耐寒能力会明显增强。因此，怕冷的女性可增加含铁高食物的摄入量，如多吃点动物肝脏、瘦肉、菠菜、蛋黄等。当然，补铁也不能盲目，还要重视让血液更好地循环流动，身体才会产生更多热量，这同样可以通过饮食来达到。多吃清淡的食物，蔬菜以绿叶菜为主，多吃橙子、猕猴桃等维生素C含量高的水果，以提高身体的抗氧化能力。另外，多补充维生素E；多吃含烟酸的食物和B族维生素，能扩张末梢血管；多吃坚果、胡萝卜等温热性食物，避免吃生冷的食物、冰品或喝冷饮；适当吃辛辣食物如辣椒、胡椒、芥末等可促进血液循环。不要偏食和过度减肥，让身体储存些适量的脂肪，可帮助维持体温。如果因工作忙碌，无法按时吃饭，可提前准备些饼干、面包，或是人参茶，以便适时地补充热量。

在热水中加入生姜或甘菊、肉桂、迷迭香等精油、辣椒入浴剂等，皆可促进血液循环，让身体暖和起来。

中医的老姜米酒泡脚法对脚凉有非常好的疗效。人体共有12条经络，每晚沐足熏染透过温暖脚部，便能带动气血运行，经过连接的经络，从而温暖全身。方法如下：第一天，用老姜1斤榨汁，20°米酒2400毫升，盐100毫升，调和后泡脚20分钟，再加开水泡20分钟。第二天，继续使用第一天的水加开水泡20分钟。第三天，继续使用第二天的水再加开水泡20分钟。第四天，换水，依次按照上面步骤进行。

艾叶菊花熬水洗澡，只需一周除掉汗斑

症状：汗斑

妙方：用艾叶和菊花熬水洗澡，每天一次，一周为一疗程。

药理：艾叶和菊花都有抗细菌、抗真菌的效果，对于常见的金黄色葡萄球菌、大肠杆菌、肺炎双球菌、表皮葡萄球菌、白念珠菌等均有良好的抑杀作用，甚至对一些病毒、螺旋体也有抑制作用。每日洗澡时用来清洁皮肤，真菌就没有落脚的地方了。

天气炎热，人们容易出汗，每当这时，有一种病菌容易侵犯人们的皮肤，由于这种病菌喜欢温暖和潮湿的环境，而且有嗜汗的特点，因此，往往容易引起一种皮肤病，医学上叫“花斑癣”，人们叫它“汗斑”。

此病病程缓慢，多年不愈，夏重冬轻，无自觉症状或微痒。致病菌系一种嗜脂性酵母，称为卵圆形糠秕孢子菌或正圆形糠秕孢子菌。此菌是正常皮肤的腐生菌，仅在高温高湿、局部多脂多汗、卫生条件不佳等特殊情况下由腐生酵母菌转化为菌丝型方可致病。不过，此菌仅侵犯角质层浅层，不会引起真皮的炎症反应。祖国医学认为，此乃是风湿侵肤，与气血凝滞所成。本病之发生乃是由体热、风邪和湿气侵入毛孔，加之气血凝滞、毛窍闭塞所致。

进入夏天，人们出汗增多，皮肤多油脂，如不经常清洗，不勤换内衣，或者患有慢性病，或者营养不良，就会发病。因此，预防花斑癣最好的方法是保持皮肤的清洁，出汗后，要及时清洁汗渍。入夏后经常使用肥皂之类的表面活性剂去除皮肤上的汗渍和油腻，有利于防止汗斑的发生。

一般来说，花斑癣到了秋凉后可自行消退，但也容易留下色素减退斑，来年热天还可能复发。如何预防这恼人的汗斑呢？其实中药浴对预防花斑癣有很好的效果。常用的有艾叶浴、薄荷浴等，方法非常简单，用上述的中药熬水洗澡，每周一次即可。

艾叶和菊花都有抗细菌、抗真菌的效果，对于常见的金黄色葡萄球菌、大肠杆菌、肺炎双球菌、表皮葡萄球菌、白念珠菌等均有良好的抑杀作用，甚至对一些病毒和螺旋体也有抑制作用。每日洗澡时用来清洁皮肤，真菌就没有落脚的地方了。

想瘦身，海带有奇效

症状：肥胖

妙方：水发海带200克，蒜泥10克，醋15克，酱油10克，盐0.5克，味精0.2克，香油3克。把涨发好的海带洗净，切成细丝，用清水煮透煮软后加调味品拌匀即可。坚持食用，效果逐渐明显。

药理：海带含有大量的碘，这种矿物质有助于身体内的甲状腺机能之提升，对于热量消耗及身体的新陈代谢相当有帮助，进而达到减重及控制体重的目的。除了碘以外，钾也是对于消除身体浮肉很有帮助的矿物质。钾可以帮助平衡体内的钠，如果体内的钾太少，造成体内的钠钾平衡失调，多余的钠会把水分流住，造成细胞水肿，使得体重下不来，浮肉更明显。但是如果身体摄取钾离子量足够，钠离子就不会把多余的水分留住。所以钾离子可帮助身体排除多余水分，消除水肿改善浮肉修饰曲线。海藻类就含有这些矿物质且对身体有帮助。

海藻类的食物中含大量的维生素及矿物质，尤其是碘、钙、镁、铁、钾、钠等矿物质，对于重视健康，尤其是对于想甩掉身上的赘肉及改善下半身曲线的女性朋友们，食之多多益善喔！

除了海带以外，还有许多的海藻类食物可以选择，比如说昆布（比海带再大片点的藻类）、红藻、绿藻、蓝藻、褐藻等，市面上有贩售这些藻类的浓缩片或浓缩液，也可购买天然的海带回家自己料理，不过要切记，任何对瘦身有帮助的食物在烹调时，尽可能采用清蒸或水煮等少盐、少糖、少油的方式料理，才不致于失去原有的瘦身成分哦！除此之外，饮食也要尽可能均衡摄取，否则，就会适得其反哦！

瘦身方法多种多样，甚至是千奇百怪、令人咋舌，可是最科学也最经得住考验的方法还是“节食加运动”。所谓“节食”，就是控制自己的进食量，减少身体里多余的热量；所谓“运动”，就是选择一种或多种适合自己的健身方法，长期坚持，以达到增强体质、健美体形的目的。如果你真的做到了适当节食与合理运动，再加上海带妙方，那么拥有一个好身材就指日可待了。

注意！节食不是饿肚子。很多人尤其是年轻女孩子靠突击“绝食”来减肥，这实在是一种误区。很多人的体验都证明，其实一日三餐只要吃八分饱就能基本保证一天的体能消耗，而且不会长胖，当然要根据自己每天的运动量来决定食物的摄入，同时对额外的零食、甜点说“不”，少吃或不吃，这样你就能拒绝多余的热量了。节食的意义很丰富，也包括饮食的平衡，鱼、肉、蛋、菜、水果都要适量地吃，以确保营养全面，才不至于出现面黄肌瘦或营养不良的症状。

运动方式也要选择适合自己的。跑步、快走、打拳、拉丁舞、瑜伽这些都是不错的健身方法，甚至做家务也是一种健身运动。但要做到有效减少脂肪，就要保证运动时间，起码 30 分钟以上才能达到燃烧热量、减去多余脂肪的功效。不妨坚持做到“三、五、七”。“三”即每次坚持运动 30 分钟以上；“五”即每周锻炼不少于五次；“七”即运动后心跳数最好达到“170 减去本人年龄数”。

需要提醒的是，再好的瘦身方法和瘦身妙方，如果不坚持使用都是没有效果的，需要坚持不懈！

冻疮碍美，辣椒有妙效

症状： 冻疮

妙方：在洗手洗脚的时候放几个辣椒可以防冻疮。如果得了冻疮，辣椒仍然可以起作用。用红辣椒 10 克，切碎，放入白酒 60 毫升中浸泡 7 天，再加樟脑 3 克摇匀，使用时用消毒棉签蘸药液外擦生过冻疮的部位，每日 2 次，连续 1 周。

药理：辣椒中含有丰富的维生素 C、B、胡萝卜素、叶酸、镁及钾；辣椒中的辣椒素还具有抗炎及抗氧化作用，有助于降低心脏病、某些肿瘤及其他一些随年龄增长而出现的慢性病的风险。冬天可以在洗手或者洗脚的时候在水里放入两个辣椒，对预防冻疮的效果很好。手脚和耳廓是人体血液循环的末梢部分，亦是冻疮的易发部位。

冬季里，稍有不慎就会患上冻疮。尤其是女性朋友，在追求风度的同时而忘了温度，一旦患上冻疮，来年极易复发，不仅影响身体健康，还影响皮肤手脚的美观。现代医学理论认为，气温突然降低，末梢血管内的血流也随之变得缓慢。当温度低于 10℃时，上述部位的皮下小动脉遇冷收缩，静脉回流不畅，从而引发冻疮。从中医学上来说，由于冻疮患者大多体质阳虚，故气血运行不畅，凝滞脉络，久而久之，肌肤便会失去养分，导致阴寒久伏于脉络，因此，冻疮会反复发生。而辣椒可以祛寒，起到温经散寒、活血化瘀、消肿止痛的功效。

经常用辣椒水洗，能起到很好的防冻作用，尤其是在东北、西北等高寒地区，寒风凛冽，可以在出门前用辣椒水擦擦耳朵，洗洗手。这样被冻坏的概率要小很多。此外，辣椒水还能起到抑制手汗和促进手部血液循环的作用。辣椒水虽然防冻效果好，但却不能常洗，否则对皮肤有一定的刺激。此外，如果不小心得了冻疮，辣椒仍然可以起作用。用红辣椒 10 克，切碎，放入白酒 60 毫升中浸泡 7 天，再加樟脑 3 克摇匀，使用时用消毒棉签蘸药液外擦生过冻疮的部位，每日 2 次，连续 1 周可痊愈。

在擦的同时轻揉冻疮处，把凝固的血液揉散，改善局部的血液循环。如果感觉患处皮肤瘙痒，切勿用手去挠，以防表皮溃烂感染。一旦得了冻疮，应尽快进行治疗，加强患处保暖，以防病情扩展。

为防冻，冬天应常吃狗肉、羊肉、鹿肉、龟肉、麻雀肉、鹌鹑肉、鸽肉、虾、蛤蜊、海参等，这些食物均可增加热量，防寒增温，同时应穿暖一点。

至于汤肴，多吃大白菜加些肉、鱼、海鲜类以及汤菜、火锅取暖防寒，条件允许的人家在旧历九月九日起加菊花锅就是杂品火锅，取暖保温，如脾胃一暖，四肢受益，再尽量穿暖，自然不会冻伤了。

菊花火锅是以海米煮汤取味，可加各种冻肉（不限羊肉）就地取材，荤素杂烩冻豆腐、粉条、肉（素）丸子、焖子（以肉汤淀粉制成的冻胶）、海带、海藻、海白菜、墨斗鱼、海参、大虾，根据情况适当加调料，多喝鲜汤就饭，吃一些饼子、馒头、花卷即可。

产妇、体弱、病后的女性朋友可于锅中加黄芪、当归，黄芪补气生血，当归补血通达四肢百骸，四肢末端或暴露在外面的眼、耳、鼻、口等部位皆可达到，所以说可以预防冻伤。

另外，可以食用当归生姜羊肉汤：当归 25 克，生姜 5 克，羊肉 500 克，可以炒、炖，煲汤，做火锅，随个人喜好而服食。特别提醒，如果手脚冻肿了，千万别在火炉旁烤，否则，后果很严重。

第三章

女人美乳养生妙方

胸部不丰满，吃山药黄豆煲猪蹄

症状：胸部不丰满

妙方：取黄豆50克、山药30克、黄芪30克、花生100克、红枣15颗、猪蹄2只，黄豆提前用温水浸泡。猪蹄斩成小段，放入锅中先煮半小时，弃去污沫，再将黄豆、山药等其他原料一起下锅，并放入生姜、葱等调料，小火煲至猪蹄酥烂即可，每周服用2~3次。

药理：方子中的各种成分都是补益健脾之品，山药能够抑制胃肠的过度运动，使食物能量多吸收一会儿，还能增强小肠的吸收功能。黄芪对于肠道黏膜的损伤有修复保护作用，亦有加强吸收之效。黄豆富含蛋白质，还含有“大豆异黄酮”，具有类似雌激素的作用，因此吃黄豆不仅能补充高蛋白，而且对乳房的乳腺有刺激生长之效。而猪蹄、花生都是富含油脂之品，在山药、黄芪的辅助下，就能为人体补充脂肪，让女性的乳房丰满起来。

乳房扁平主要有两方面的原因，发育不良和腺体萎缩。乳房的生长发育主要受生殖内分泌轴系多种激素的影响，如脑垂体分泌的促性腺激素、催乳素，卵巢分泌的雌激素和孕激素；此外，还需要肾上腺和甲状腺分泌的激素、垂体分泌的生长激素等的作用，多种激素分泌平衡乳房的发育才能充分、完善。如果上述器官、腺体、激素水平的功能和调节出现障碍，就会影响乳房的发育。

乳房出现问题不是一个孤立的现象，而是整个第二性征的表现之一，所以在判断乳房发育是否正常时必须结合其他第二性征一起分析。如果其他性征发育都正常，唯独乳房不发育，那很可能是乳房本身的问题，如乳房对上述激素不敏感，也可能是某个特定激素的水平不正常。如果整个第二性征都未发育，那么就需要去医院认真检查了。

另外，乳房发育还会受到遗传因素、营养、气候条件、环境等多种因素的影响。从中医角度来说，乳房扁平或者不够丰满是典型的气血虚弱。从根本来说，是脾虚惹的祸。脾主运化，负责把水谷精微运到全身各处。脾虚的话，则意味着尽管很能吃，胃肠里装了不少东西，却无法有效吸收并被人体所利用，结果只能“酒肉穿肠过”，大多数的营养成分未能吸收就被排了出去。

山药黄芪焖猪蹄，就是从营养、脂肪和补充雌激素、高蛋白的角度出发，让女性的乳房丰满起来。取黄豆 50 克、猪蹄 2 只、山药 30 克、黄芪 30 克、花生 100 克、红枣 15 颗，黄豆提前用温水浸泡。猪蹄斩成小段，放入锅中先煮半小时，弃去污沫，再将黄豆、山药等其他原料一起下锅，并放入生姜、葱等调料，小火煲至猪蹄酥烂即可，每周服用 2~3 次。

妙方中所选的材料都是经过中医学配伍论证的，从现代药理学角度看也是非常有道理的。山药能够抑制胃肠的过度运动，能增强人体对食物营养的吸收，也能明显增强小肠的吸收功能。而黄芪对于肠道黏膜的损伤有修复、保护之作用，也有加强吸收之效。黄豆富含丰富的蛋白质，还含有“大豆异黄酮”，具有类似雌激素的作用，吃黄豆能补充高蛋白，对乳房的乳腺有刺激生长之效。猪蹄、花生都是富含油脂之品，在山药、黄芪的辅助下，就能为人体补充脂肪，而乳房的丰满离不开脂肪组织的充足。

至于红枣，则是一种有着悠久历史的补品，营养丰富。民间早已有“天天吃红枣，一生不显老”之说。《本草新编》中记载道：“大枣通九窍，和百药，养肺胃，益气，润心肺，生津，助诸经，补五脏。”这么多味好药合在一起，只要长期服用，肯定大有裨益。

治乳腺炎，敷仙人掌

症状：乳腺炎

妙方： 用仙人掌敷。把仙人掌的刺择干净，捣成泥，用纱布糊在乳房硬块上，如果放些鸡蛋清更好，一般连敷 3 天就能消炎止痛，硬块消失，适用于初期乳腺炎。这种方法最大的好处就是对孩子没有副作用，而且成本低廉，取材方便，注意一定要把刺择干净，尤其是小刺，以免给皮肤造成伤害。

药理： 仙人掌为仙人掌科植物。仙人掌的根及茎，性寒，味苦，含有三萜、苹果酸、琥珀酸、碳酸钾等成分，具有行气活血、清热解毒的功效。《陆川本草》载：仙人掌“消炎解毒，排脓生肌，主治疮痈疖肿”。临床报道，以此方用于治疗早期急性乳腺炎均获痊愈。

母乳喂养对于宝宝来说是最健康最科学的了，能够增强宝宝的免疫力，促进宝宝成长。其实母乳喂养，对于新妈妈保护乳腺也有很好的作用。但是新妈妈们也容易受乳腺疾病的困扰，乳腺炎就是在哺乳期比较容易患的一种病，这里介绍一些治乳腺炎的小妙方，希望能对新妈妈有所帮助。

乳腺炎是指乳腺的急性化脓性感染，是产褥期的常见病，是引起产后发热的原因之一，最常见于哺乳妇女，尤其是初产妇。乳腺炎在哺乳期的任何时间均可发生，而哺乳的开始最为常见。

乳腺炎是初产妇常见的一种病症，轻者不能给婴儿正常喂奶，重者则要手术治疗。但若能及早预防或发现后及时治疗，可避免或减轻病症。产前每月在乳头及乳晕上擦一次花生油，妊娠 8 个月后每日用酒精或温水洗擦乳头、乳晕，使乳头皮肤变韧耐磨，预防产后因婴儿吸吮而皲裂。

预防乳腺炎，在日常生活中要注意以下几点：避免乳汁淤积。防止乳头损伤，如损伤时要及时治疗。不要给孩子养成含乳头睡觉的习惯。很多母亲在给孩子喂养母乳的时候，总是习惯于让孩子含着乳头睡觉，这是导致哺乳妇女患乳腺炎的重要原因！多吃全麦食品、豆类和蔬菜，控制动物蛋白的摄入，同时注意补充适当的微量元素。微量元素硒是抗癌之王，能有效抑制癌细胞！怀孕 6 个月左右就要开始按摩乳房，每日坚持，不仅可以通畅乳腺，减少哺乳期疼痛，还可以降低哺乳后乳腺炎和乳腺癌的发病概率。按摩方法如下：双手上下环绕乳房，进行轻柔的挤压、抚触，力度以带动整个乳房运动为宜，不宜用力过猛，避免伤及周围组织。每日单侧乳房按摩 15 分钟左右。

哺乳期得了乳腺炎，刮痧疗法也非常不错。具体方法是：从后背肩胛骨开始刮起，顺着刮至腰际。这个方法简单易行，而且效果非常好，每次有肿疼，刮完第二天就见轻。

用工具疏通也是非常有效的方法，如果奶稠乳管细，就容易引发乳管堵塞，在孩子吸奶和涨奶的时候尤其疼，特征就是乳头上通常会有个白点。这时候可以用牙刷毛，用酒精消毒后，对准白点轻轻地疏通，当然，你也可以用针或别的东西，只不过个人认为牙刷毛粗细正好，通的时候稍微有些疼，不过比起孩子嘬要好得多，至少你能自己控制。通几下，用吸奶器吸几下，反复几次，乳管疏通，就能看到里面有奶流出来了，这时候即大功告成。记住一定要做好消毒工作，否则由于细菌感染导致发烧就不妙了。

另外，在怀孕开始直至喂奶期间，都要用干净湿毛巾擦洗乳头和乳房，以保持清洁卫生，增强局部皮肤的抵抗力，从而杜绝细菌从裂口进入乳腺而引发感染。在哺乳时要保持乳头清洁，避免损伤，减少感染途径。每次喂奶要将乳汁吸空，若婴儿吸不完，可用吸奶器吸空。不要让乳汁淤积在乳房中，以减少细菌繁殖的机会。

乳头皲裂，蛋黄油加冰片擦一擦

症状：乳头皲裂

妙方：冰片 5 克，鸡蛋 6 个。将鸡蛋煮熟去壳取蛋黄，置于铁勺内，用慢火烤出鸡蛋黄油，去渣，加入冰片（研细末）混合。用棉签蘸油擦患处，每天 4

次。一般用药5~6天可治愈。

药理： 中医认为，蛋黄油含有丰富的维生素A、维生素D和卵磷脂等，具有清热润肤、消炎止痛、收敛生肌和保护疮面的作用。冰片可以通诸窍，散郁火，消肿止痛。蛋黄油和冰片混合涂抹患处，对乳房皲裂疗效显著。

乳头皲裂是哺乳期乳头发生的浅表溃疡。常在哺乳的第一周发生，初产妇多于经产妇。乳头皲裂是哺乳期常见病之一，轻者仅乳头表面出现裂口，甚者局部渗液渗血，日久不愈反复发作易形成小溃疡，处理不当又极易引起乳痈。特别是哺乳时往往有撕心裂肺的疼痛感觉，令患者坐卧不安，极为痛苦。乳头皲裂后，当婴儿吮吸时，会觉得乳头发生锐痛，揩它会流血，流脓水，并结黄痂。

新妈妈的乳头皮肤比较娇嫩，承受不了宝贝吸吮时的刺激，特别是奶水不足或乳头过小、内陷，由于宝贝用力吸咬乳头，使乳头表皮受唾液的浸渍而变软、剥脱、糜烂，形成大小不等的裂口。

另外，宝贝在含吮乳头时姿势不正确，没有含住乳头及大部分乳晕，或乳母过度在乳头上用肥皂、酒精等刺激物清洗，造成乳头过于干燥，很容易使乳头皮肤发生皲裂，裂伤严重时还可使乳头溃烂并继发感染。

通常，裂口处渗出的黄色液体在干燥后，往往会形成痂皮，又干又痛，尤其是宝贝在吃奶时，便会出现刀割样的疼痛，令人无法忍受。一旦细菌从裂口处进入，还会侵入乳房引起乳腺炎或乳腺脓肿，不得不中断哺乳。

乳头发生皲裂时，每次喂奶前先做湿热敷，并按摩乳房刺激排乳反射，然后挤出少许奶水使乳晕变软，易于宝贝的含吮。喂奶时先吸吮健侧乳房，如果两侧乳房都有皲裂先吸吮较轻一侧，一定注意让宝贝含住乳头及大部分乳晕，并经常变换喂奶姿势，以减轻用力吸吮时对乳头的刺激。喂完奶用食指轻按宝贝的下颌，待宝贝张口时乘机把乳头抽出，切勿生硬地将乳头从宝贝嘴里抽出。每次哺乳后挤出一点奶水涂抹在乳头及乳晕上，让乳头保持干燥，同时让奶水中的蛋白质促进乳头破损的修复。

裂口疼痛厉害时可暂不让宝贝吸吮，用吸乳器及时吸出奶水，或用手挤出奶水喂宝贝，以减轻炎症反应，促进裂口愈合。但不可轻易放弃母乳喂养，否则容易使奶水减少或发生奶疖、乳腺炎。如果裂口经久不愈或反复发作，应该及早去看医生，也可以进行中医治疗。轻者可涂小儿鱼肝油滴剂，但在喂奶时要先将药物洗净，严重者应请医生进行处理。

在日常生活中，要经常用干燥柔软的小毛巾轻轻擦拭乳头，以增加乳头表皮的坚韧性，避免吸吮时发生破损。乳头下陷或扁平会大大影响哺乳，应该积极纠正。每次擦洗乳头时，用手轻柔地将乳头向外捏出来；或用手指轻轻将乳头向外牵拉，同时捻转乳头，再用70%酒精擦拭乳头。待乳头皮肤坚韧后，便不再容易发生内陷。

养成良好的哺乳习惯，每天定时哺乳，每次哺乳时间不宜过长，15~20分钟即可，每4小时1次。每次喂奶前后都要用温开水洗净乳头、乳晕，包括乳头上的硬痂，保持干燥、清洁，防止乳头及乳晕皮肤出现裂口。

乳头破裂，常与乳头清洁方法不当和哺乳技巧不正确有关。有些母亲为了干净，常用肥皂甚至酒精来擦洗乳头，而乳头表皮薄嫩又有很多细小的乳腺管开口，极易被擦破。婴儿吮乳时只含乳头而没把乳晕含进去，乳头受力过大也会皲裂。

已发生皲裂虽然可以继续哺乳，但要注意纠正婴儿的吸吮方式，不能只吸乳头，而必须让婴儿把乳晕也含入口。哺乳时先哺好的那侧乳房，这是因为饥饿婴儿初吸奶时用力较大，待吸完一侧后再吸皲裂侧，吮力就会减缓，从而减轻痛楚。哺乳完毕可以在乳头上涂少量乳汁。乳汁有抑菌作用，所含丰富蛋白质也有益于表皮修复。喂完奶后让奶头自然风干，不要把上面残留的乳汁和唾液擦去，利用乳汁和唾液干后形成的一层薄薄的保护膜，来促进奶头伤口的愈合。

经前乳房胀痛，王不留调醋填脐有奇效

症状：经前乳房胀痛

妙方：王不留行5克，食醋适量。用法：将王不留行研成细末，与食醋调成糊状，填于脐中，用麝香虎骨膏外贴。经前3天使用，每天2次，月经来潮后停止使用。一般1~2个月经周期可治愈。

药理：王不留，全称王不留行，又名买篮子，是活血通经药。有活血通经，下乳消肿之功效。用于治疗乳汁不下，经闭，痛经，乳痈肿痛，利尿通淋。主治妇女经行腹痛。

不少妇女在经前有乳房胀痛的感觉，但是往往忍此疾患不去就医，认为这是小毛病，不重视，结果使病情一误再误。殊不知，经前太早出现乳房胀痛，月经干净后或排卵后出现乳房胀痛，穿内衣或触摸时皆会疼痛，这种现象属于病态，很容易产生妇科疾病，如不孕症和乳房肿瘤等。

经前乳房胀痛是妇科病的一个早期且重要的信号。严格地说，女性乳房属生殖系统的一部分，受雌孕激素的影响很大。如果某个阶段身体的内分泌系统或卵巢功能发生紊乱，就会对月经周期及乳房组织产生影响，从而导致一系列病变，最常见的，也是最轻的症状就是月经前乳胀。如果不给予必要的调理或治疗，就会出现更多的不适，如经前头疼、烦躁、失眠，甚至经前周身痛、轻度浮肿等。这些症状在月经后逐渐消失，逐月一次，反复发生，医学上称之为经前期紧张综合征。长此下去就会形成乳腺病，最常见的是乳腺增生，月经也可能因此而失调，出现月经紊乱或闭经，继而引发不孕。

中医对此病早有认识，认为妇女在经前有乳房胀痛是与肝肾失调、气滞血淤等因素有关，中医认为乳房是胃经所管，乳头属肝经所治。因此一切乳房疾病或发育不良或乳房萎缩，皆从肝胃调治，根据不同病情对症下药，常会获得良效。

女性经前乳房胀痛主要有肝郁气滞型、肝郁脾湿型和肝肾阴虚型三种。其中肝郁气滞类妇女大部分都有情绪不畅的病史或生活压力过大，除了乳房乳头胀痛不可触摸外，伴烦躁不安、胸闷、肋骨抽痛、易怒、反胃、下腹两旁胀痛、月经夹黑色血块、性生活不协调、脸上长黑斑等。治疗宜调肝理气和胃，常用药有乌药、郁金、佛手、白芍、青皮、白术、麦芽、路路通等。

肝郁脾湿型常见的症状有经前乳房胀痛、触痛明显、下腹胀痛伴下坠感、胃口不好、四肢无力、易腹泻、平时白带多、月经量多色淡等，治疗要健脾利湿行气，常用药有茯苓、白术、薏米、厚朴、川楝子、合欢皮等。

而肝肾阴虚型经前乳房胀痛除了乳房胀痛外常伴有烦热、睡眠不宁、头痛眩晕、手足心热、口唇色红、唇舌易溃破、身体瘦弱、腰酸、膝无力等症状。治疗宜滋肾养肝，常用药有沙参、麦冬、生地、川楝子、香附、白芍、丹参、泽兰等。

治疗本症宜持之以恒，服药的黄金时段是在经前乳胀时开始服药，直到经来胀痛消失为止，如此调理月经三个周期，大部分的乳房胀痛都会痊愈。值得一提的是，乳房胀痛除了服药外，更重要的一点是保持乐观情绪，切忌常常发怒或生闷气，平时多运动与参加适当的社交活动，在月经前一周少吃食盐和辛辣刺激的饮食，讲究科学饮食，节制富含高脂肪类的食物，膳食清淡，多吃新鲜蔬菜和水果，患有周期性乳房胀痛的女性，采用低脂膳食可缓解经前期乳房胀痛，这样再配合服药就会达到最佳效果。

治乳腺增生，中药膏六疗程可痊愈

症状：乳腺增生

妙方：当归200克，白芥子180克，山慈姑160克，生川乌、细辛各100克，白芷80克，马钱子60克，樟脑40克，黄丹适量。将前7味药用麻油炸枯后去渣，入樟脑、黄丹收膏备用。使用前用温肥皂水洗净患处，将药膏涂于与疼痛区域相应大小之布上或柔韧的纸上，药膏厚度0.2~0.3厘米，贴敷在病变局部，每隔3天换药1次，10天为1个疗程。一般6个疗程可愈。

药理：以上妙方从中医学角度出发，7味中药合理配伍，又加入樟脑和适量黄丹，具有消肿化淤，对乳腺增生引起的乳房胀痛和乳房内出现肿块有很好的疗效。

乳腺增生是一种“良性乳腺结构不良”症状，在女性群体中属常见病。药物治疗希望通过调节内分泌紊乱减轻乳腺增生，而日常生活中避免或减少对乳腺增生不利的因素十分重要。

妊娠、哺乳对乳腺功能具有生理调节作用，适时婚育、哺乳，对乳腺的健康非常有利，另外，保持夫妻生活和睦、生活规律，能够消除不利于乳腺健康的因素。保持心情舒畅，情绪稳定。情绪不稳定会抑制卵巢的排卵功能，也可使雌激素增高，导致乳腺增生。

避免使用含有雌激素的面霜和药物。有的妇女为了保养皮肤，长期使用含有雌激素的面霜，使体内雌激素水平相对增高，久之可诱发乳腺增生。积极防治妇科疾病。患有其他妇科疾病的女性也容易患有乳腺病，如月经周期紊乱、附件炎患者等。

乳腺增生在心理上的治疗非常重要，乳腺增生对人体的危害莫过于心理的损害，因缺乏对此病的正确认识，加之不良的心理因素造成神经衰弱，会加重内分泌失调，促使增生症的加重，故应解除各种不良的心理刺激。心理承受能力差的女性更应注意，少生气，保持情绪稳定，培养乐观心态，即有利于增生早日康复。

乳腺增生患者一定要改变饮食习惯，少吃油炸食品、动物脂肪、甜食及过多进补食品，要多吃蔬菜和水果类，多吃粗粮。黑豆、黄豆最好，多吃核桃、黑芝麻、黑木耳、蘑菇。

另外，生活也要有规律，保持性生活和谐。可调节内分泌失调，保持大便通畅会减轻乳腺胀痛，可以对乳腺增生的预防起到一定作用。多运动，防止肥胖，提高免疫力。禁止滥用避孕药及含雌激素美容用品，不吃含雌激素的鸡肉、牛肉。乳腺增生的预防还要注意避免人流，产妇多喂奶，能防患于未然。

第四章

女人房事养生妙方

苁蓉羊肉粥，性冷淡不再愁

症状：性冷淡

妙方：嫩肉苁蓉150克，山药50克，羊肉100克。将肉苁蓉去鳞，用酒洗净后切片，山药、羊肉亦切为片，放锅中加水煮，再加入适量调料，羹成后食用。

药理：研究发现，肉苁蓉中含有的洋丁香酚苷、红景天苷等化学成分，能有效促进性中枢神经的功能，增强性激素的分泌和相关递质的释放，从而提高性欲。据报道，澳大利亚医学家杜尔威康曾用肉苁蓉的提取液，对8只小鼠进行对比试验，结果发现，注射了肉苁蓉提取液的4只小鼠，其交配次数和射精率都明显增加，而且其抗寒耐冻时间也延长了2~3倍。而未注射提取液的另外4只小鼠的相同功能明显低下。

“性冷淡”又称性欲抑制，是指性幻想和对性活动的欲望持续或反复的不足或完全缺乏。原本正常、适度的性生活是很好的神经松弛剂。然而，过度疲劳和压力会让人对性生活“力不从心”，严重时甚至会导致“性冷淡”。年纪轻轻就觉得了无“性趣”，甚至觉得“性福”是一种负担。

性冷淡主要体现在生理症状和心理症状两个方面。生理上主要体现为性爱抚无反应或快感反应不足；性交时阴道无爱液或少爱液分泌，干涩、紧缩、疼痛；无性爱快感或快感不足，迟钝，缺乏性高潮；性器官发育不良或性器官萎缩、老化、细胞缺水、活性不足等。心理上主要体现在对性爱恐惧，厌恶及心理抵触；对性爱有洁癖症及严重的心理阴影；对性爱认识不足，当做义务或程序，投入程度不够；受传统观念、意识影响，性爱时不主动，感觉羞耻、肮脏。

人在情绪不佳时，性欲容易暂时减退，尤其是在极度悲伤、恐惧、消沉和绝望等恶劣状态下，性欲会受到显著影响，甚至可完全丧失。鉴于此，在爱人情绪不佳时，首先应帮助他或她消除不良情绪，做好心理保健，此时不应过性生活。假若爱人勉强应付，非但激不起快感，还容易导致性冷淡，而且会损伤夫妻感情。

研究结果表明，蛋白质和锌等重要元素的缺乏，可引起性功能减退，对男子影响尤重。相反，充足、齐全的营养，特别是多吃些含优质蛋白、多种维生素和锌的食物，可维持性功能的正常水平。长期大量吸烟与不吸烟者相比，更容易引起阳痿。长期嗜酒可使性功能减退，性欲下降。据研究，大量饮酒可引起血管扩张，阴茎的血流和快感缺乏，因而导致性欲下降。但烟和酒精对性功能的影响是可逆的，戒除烟酒后大多数人性功能可逐渐恢复至正常水平。长期或大量服用某些药物，可致性功能减退，甚至可以引起男子阳痿和女子性冷淡。影响性功能的药物种类有很多，其中重要并常见的有利血平、萝芙木、普萘洛尔、氯丙嗪、普鲁苯锌和一些抗癌药物。长期接受放射治疗，也可导致性欲降低。

另外，居住条件、季节变化和年龄也是造成性冷淡的主要因素。居住在杂乱无章、通风不良或过于拥挤的环境里，不仅会引起心绪不佳，而且由于室内新鲜空气不足，导致大脑供氧不足，影响性功能，导致性欲降低。特别是几代人同居一室，或与子女同睡一床，会形成无形的心理压力，容易引起性欲减退。在气温偏低的冬春季节，多数人性欲较强，尤其春季被认为是求爱季节，而汗流浃背的盛夏，性欲常暂时减弱。男子性欲多在青春期之后达到高峰，30~40 岁时开始减弱，自 50 岁左右起，减弱明显，但多数能保持至 70 岁，甚至更长。女子的性欲到 30~40 岁时才达到高峰，绝经后逐渐减退，60 岁左右开始显著减弱。

另外，正常的性生活能让人保持心情愉快，身体健康，而性冷淡会阻碍人的身心健康。尤其是女性，不和谐的性生活会导致乳房肿痛、乳腺增生，严重者会增大乳腺癌的发病概率。

现代医学研究显示，正常性生活时，女性进入性兴奋期，乳头竖起，乳房表面充血，整个乳房涨大。到持续期，乳晕充血，乳房胀大明显，其体积可增大 1/4。到了性高潮期，乳房涨大达到最高点，随后，乳房充血减退，体积逐渐缩小，恢复原状。这一过程，大概需要15~30分钟。性生活冷淡的女性，由于兴奋缓慢，乳房的充血、胀大不容易消退或消退不完全，于是，就会导致乳房发胀或疼痛了。

乳腺增生，也叫小叶增生，占全部乳腺疾病的2/3，有1%~3%的可能会转变为乳腺癌。研究表明，性功能低下或者性生活不和谐，是乳腺增生的诱发因素。因为正常性生活时，乳房有上述周期变化的过程。这一正常的性反映周期，与生育、哺乳一样，是对乳腺功能的一种调节。一旦缺乏这种调节，就容易引发乳腺增生。对于长期没有性生活的妇女或性生活冷淡者来说，由于缺乏相应的性刺激，长期处于性抑制状态，得乳腺增生病的可能性也就会增加。

美国国家肿瘤研究所最新的统计表明，在妇女肿瘤中，乳腺癌发病率最高，占21%的女性乳腺癌患者中，性功能低下，高龄未婚、孀居者的比率明显大于其他人群。这表明，性生活冷淡或无性生活的妇女患乳腺癌的危险性增加，此外，长期精神压抑，好生闷气，心情不舒畅也易诱发乳腺癌。这可能是心情抑郁者常期性生活冷淡，“无性”趣所致。再者，性生活冷淡容易导致不孕或晚生育，而未生育者患乳腺癌的危险性比已生育者高30%。30岁以上初产妇患乳腺癌的相对危险性是30岁以下初产妇的3.15倍，而35岁以后生育的乳腺癌危险性则增加4倍。由此可见，正常的性生活对身体健康是多么的重要！性冷淡的女性朋友们，千万不要忽视这一点！

现代医学表明，肉苁蓉能从根本上治疗女性的性冷淡，是万千妙方中的首选，而且胜过西药。由于肉苁蓉的补益功效良佳，所以成为了古今医家处方中不可缺少的补药之一，对此，许多医典中都有论述。李时珍《本草纲目》中称它“补而不峻，故有苁蓉之号”。《日华子本草》载：“治男绝阳不兴，女绝阴不产，润五脏，长肌肉，暖腰膝，男子泄精，尿血，遗沥，带下阴痛。”《神农本草经》载：“肉苁蓉，味甘微温，主五劳七伤，补中，除茎中寒热痛，养五脏，强阴，益精气，妇人症瘕，久服轻身。”《中国药典》中记载：“肉苁蓉，补肾阳益精血，润肠通便，用于治疗阳痿、不孕、腰膝酸软、筋骨无力、肠燥便秘。”《北方中草药》说：“苁蓉，味甘咸，性温，无毒，温阳补肾，男女皆宜”。

近年来，许多医学专家对肉苁蓉进行了大量的科学研究，已基本了解了它的药理性质和化学成分。研究表明，肉苁蓉含有生物碱、结晶性中性物质等化学成分多种，如苯乙醇苷类和苯丙素苷类的松果菊苷、红景天苷、洋丁香酚苷；环烯醚萜苷类的玉叶金花酸、栀子酸、益母草苷等；木脂素苷类的鹅掌楸脂素、松香素脂酚等；还有其他类的胡萝卜素、丁香素、甘露醇、葡萄糖、生物碱、琥珀酸等。

研究发现，肉苁蓉中含有的洋丁香酚苷、红景天苷等化学成分，能有效促进性中枢神经的功能，增强性激素的分泌和相关递质的释放，从而提高性欲。据报道，澳大利亚医学家杜尔威康曾用肉苁蓉的提取液对 8 只小鼠进行对比试验，结果发现，注射了肉苁蓉提取液的 4 只小鼠，其交配次数和射精率都明显增加，而且其抗寒耐冻时间也延长了 2~3 倍。而未注射提取液的另外 4 只小鼠的相同功能明显低下。

从保健的效果看，肉苁蓉还有许多独到之处，它能补肾壮阳，但又没有鹿茸、巴戟天、淫羊藿那种火热的“性格”，所以，经常服用一般不会出现口干舌燥、牙齿肿痛等上火现象。但四季寒热不同，如果夏季服用，可适量配以补阴药，如麦冬、天冬、百合等，以消除因季节影响而对人体产生的不适。

肉苁蓉补肾而不伤阴，润肠通便而不伤身体，它不像大黄、芒硝、番泻叶那样峻下直泻，而是通过增加肠内渗透压，减少水分的吸收，促进肠道蠕动，使大便变软变湿而缓缓排出，故适宜于孕妇、老年体弱者便秘的调治。肉苁蓉的另一个特点就是没有明显的毒副作用，是一种大众化的、安全而有效的中药。

治疗阴吹，还是中医偏方好

症状： 阴吹

妙方： ① 气虚型。用炙黄芪 30 克，党参 20 克，炒白术 15 克，当归 15 克，升麻10克，柴胡10克，陈皮10克，枳壳10克，木香10克，乌药10克，炙甘草10克。每日1剂，水煎早晚分服。② 肠燥型。大黄（后下）10克，芒硝（冲服）10克，枳壳10克，元参15克，生地15克，麦冬15克。每日1剂，水煎服。待大便通利后，去芒硝，加瓜蒌仁10克。③ 肝郁型。用柴胡15克，川芎15克，郁金15克，香附10克，枳壳10克，白芍20克，木香10克，川楝子15克，甘草10克，每日1剂，水煎服。

药理：方1主治阴吹时断时续，时轻时重，伴神疲倦怠，气短乏力，面色萎黄无华，舌淡白，脉细弱。主要对脾胃虚弱，中气不足，运行无力，腑气不循常道，别走旁窍而致阴吹有奇效。治宜益气升清，调理脾胃之法。方2对于阴吹较剧，连续不断，伴大便秘结，口渴烦热，脘腹胀满，舌苔黄腻，脉弦滑症状疗效显著。可热结胃肠，腑气不通，胃气下泄，逼走前阴而致阴吹。治宜润燥通便，调理气机。方3主治阴吹作响，伴胸闷脘痞，两胁胀痛，心烦易怒，舌红苔黄，脉弦。证属情志郁结，气机不畅。治宜疏肝解郁，调达气机。阴吹患者，可根据以上几种类型辨证选方，一般治疗5～7天可愈。

阴道经常有气排出，状如放屁，自己无法控制，严重时簌簌有声，连续不断，这就是中医所说的“阴吹”。中医学所说的阴吹之疾，多指阴道壁和盆底组织松弛及一些神经症。常发生于身体虚弱、精神抑郁、气机不畅的经产妇。产后阴吹人群比较多，西医认为这是由于自然产甚至人流均会引起弹性纤维断裂，萎缩，使得肌肉松弛，以至于在摩擦的过程中产生大量气体。

阴吹大多数发病于产后妇女，特别是多产妇、体质虚弱者，中医属“气血大虚，中气下陷”。究其发生机理，还得从分娩过程中产道的变化说起。未曾产育妇女的阴道，虽然形为内宽外狭的喇叭状，但在正常情况下，阴道外面的盆底肌肉与筋膜保持着一定的张力，对阴道壁有提托作用，使阴道前后壁贴合在一起，管腔消失，外阴的两侧大小阴唇闭合，遮盖阴道口，好像两扇关闭的门一样，阻止空气进入阴道内。在分娩过程中，胎儿通过产道，阴道明显扩张而松弛；盆底提托阴道壁的肌肉组织和筋膜断裂，或因过度伸张而失去弹性，这样，阴道前后壁不能密贴而形成空腔。会阴裂伤使阴道外口开张，不能遮盖阴道，使空气进入阴道内。这种情况一般在产褥期能够恢复，但有部分产妇不能完全复原，特别是分娩过程中产程时间过长，胎儿较大或骨盆偏窄使胎儿娩出困难，阴道手术产如钳产或吸引产，都会使盆底组织损伤严重而难以恢复。多产妇由于产道反复损伤，阴道自然较松弛。体质虚弱的产妇，虽然损伤不严重，其恢复也较慢。在上述情况下，当阴道形成负压（如仰卧、吸气等）时，空气即进入阴道最深处（穹窿部），当起身或增加腹压时，空气即从阴道排出，并常有响声。这种原因所致的阴吹，可服用大补气血、提升中气的药物。增强体质，促进产后恢复。局部肌肉锻炼，除了产后保健操外，着重进行盆底、肛门和阴道肌肉收缩的锻炼，有助于产道的复原。

另外，患有阴道炎的妇女也会有阴道排气的现象，但这些患者阴道排出的气流多较微弱，而更多的是有白带增多、外阴瘙痒或阴道不适的感觉。这是由于感染阴道的微生物在繁殖过程中产生了气体并存于阴道内，当体位改变或增加腹压时，这些气体即从阴道里排出。

治疗阴吹，除了上述三个中药妙方之外，有些自我锻炼疗法也是非常有效的。做盆骨肌肉锻炼是非常有效的方法之一。做骨盆肌肉锻炼，有助于锻炼阴道、肛门括约肌及盆底肌肉的收缩力，产后可每天做 2~3 次，每次以 15 分钟为宜。具体做法：深吸气，紧缩肛门 10~15 秒，然后深呼气，放松肛门，如此重复。

仰卧于床上，将一个手指轻轻插入阴道，此时尽量将身体放松，然后再主动收缩肌肉夹紧手指，在收缩肌肉时吸气，你能够感到肌肉对手指的包裹力量。当放松肌肉时，呼气，并反复重复几次。每次肌肉持续收缩 3 秒钟，然后放松 3 秒钟。之后可以拿出手指，并且继续练习放松收缩肌肉。集中精力感受肌肉的收缩与放松。逐渐从紧缩肌肉 5 秒钟到收缩 10 秒钟，大约用几周时间才能达到预期的目的。如果进行凯基尔练习至少需要持续 6 周，练习时如果能够收缩与放松自如，可以进行从收缩到放松的快速转变练习，达到一秒钟内可以收缩放松各 1 次。以上也是治疗阴吹最有效的锻炼方法之一。

另外，练习阴道肌肉向外下推送也有一定作用。刚开始练习时，可以仰卧在床上，身体放松，专注于提肛收缩的动作。特别要注意的是双腿、双臀、腹肌不能用力；体会骨盆底肌的收缩动作后，将收缩的动作专注在阴道、尿道上，持续重复着一缩一放的频率。每天做骨盆底肌运动 1~2 回，每回 10 分钟。当练习持续 6~8 周左右时，不但阴道肌肉会呈现较为紧绷的状态，对于阴道的敏感度也会有所增进。等到熟练之后，做此运动可以随时随地进行，坐、站或是躺着都可以。

顺便说一下，我国古代的“小脚”女子，以“水蛇步”或者说是“梦露”“猫步”步态行走的女性，由于她们在行走时需要绷紧大腿内侧及会阴部肌肉，从而使得她们的肌肉经常得到锻炼，她们的性生活常常是和谐的。

排卵期出血，宜用中医食疗方

症状：排卵期出血

妙方：① 芹菜金针汤。干芹菜 30 克，金针菜 15 克。加水适量，煎汤服用。有清热凉血的功用。② 芹菜藕片汤。鲜芹菜、鲜藕片各 120 克，生油 15 克，精盐少许。将芹菜、藕洗净，芹菜切成丝，藕切片。将锅置旺火上，下生油烧熟，放入芹菜、藕片，调入精盐适量，炒 5 分钟，加水适量煮熟，调味精后食用。可清热、凉血。③ 山药枸杞粥。山药、枸杞各 20 克，大米 60 克。洗净，熬粥食用。有滋阴、止血之功效。

药理：以上三个食疗方，均从中医学角度出发，遵循食补加药补的养生原理，从清热凉血出发，达到滋阴补血的功效。对女性排卵期出血有非常好的疗效。

在月经中期，即排卵期，由于雌激素水平短暂下降，使子宫内膜失去激素的支持而出现部分子宫内膜脱落引起有规律性的阴道出血，称为排卵期出血。中医学称之为“经间期出血”。

由于成熟的卵泡破裂排卵后，雌激素水平急骤下降，不能维持子宫内膜生长，引起子宫内膜表层局部溃破、脱落，从而引发突破性少量出血，随着卵巢黄体的形成，分泌出足量的雌、孕激素，使溃破的子宫内膜表层迅速修复而出血停止，或者可能当排卵时，成熟的卵泡分泌较多的雌激素，导致子宫内膜充血引起红细胞漏出；也可能于输卵管伞部摄卵时，将含血的卵泡液经输卵管逆蠕动送至子宫腔再由子宫颈经阴道流出。据有关报道，对有排卵的妇女于月经中期检查宫颈管黏液时，发现约有60%在显微镜观察下见到有红细胞，而没有肉眼可能见到的出血，这不属病理现象；但有排卵期出血的妇女，必须排除生殖道的其他疾病，如月经不调、宫颈糜烂、宫颈息肉、子宫内膜息肉、子宫黏膜下肌瘤等妇科疾病。

排卵期发生在月经来潮前14天左右，但在大多数人中，是没有排卵期出血这种现象的。不过因个体差异，只有极少数人会有排卵期出血，如果只是那么一两天，出血和量不多，不影响日常生活，你也不必太在意。排卵期出血的临床表现：排卵期出血，即月经中期出血，是指两次正常量月经之间的少量出血，可伴有不同程度的小腹痛。临床表现如下：1. 子宫出血。在有排卵的月经周期中，出现排卵期子宫出血，出血量少，有的仅为咖啡色分泌物，一般2~3天可自行停止，最长7天。 2. 腹痛。周期性月经间期疼痛，可轻可重，一般持续几个小时，个别患者可持续2~3天。 3. 不孕。可能因排卵期出血而中止性生活，错过受孕时机所致。

预防排卵期出血，要了解和掌握月经生理知识和卫生知识，注意月经期保健及经期卫生。出血期间应避免过度劳累，多休息；要保持局部清洁，防止感染；腹痛重时可予以腹部热敷；同时保持情绪稳定。平素加强体育锻炼，增强体质。

排卵期前后（一般在两次月经之间，基础体温上升之时），应禁食辛、辣、燥等刺激性食品，以免出血增多和时间延长。以上就是关于排卵期出血治疗的相关内容，排卵期出血一定要引起重视，以免造成严重后果。

阴道干涩难行房，喝猪肝豆腐汤

症状： 阴道干涩

妙方： 猪肝 80 克，豆腐 250 克，精盐、姜、葱、味精、淀粉各适量。猪肝洗净切薄片，锅中加水适量，将豆腐切成厚片放入锅内，加盐少许，汤煮开后加入猪肝，再煮 5 分钟，而后洒入调料即成。食豆腐、猪肝，喝汤，每日 1 次，可坚持长期食用。

药理： 此方清肝和胃，补肝益肾，适用于肝肾阴虚型女性患者。肝脏是动物体内储存养料和解毒的重要器官，含有丰富的营养物质，具有营养保健之功能，是最理想的补血佳品之一，其中以猪肝为上佳之选。豆腐为补益清热养生食品，常食之，可补中益气、清热润燥、生津止渴、清洁肠胃。身体虚弱、营养不良、气血双亏者宜食用。尤其适宜妇女产后乳汁不足者食用。两者配伍熬汤对女性阴道干涩有非常好的疗效。

阴道干涩症是指已婚妇女阴道分泌物显著减少之妇科杂症，又称阴道干燥症。祖国医学属于“阴道湿热”的范畴。

阴道干涩只有在性生活过程中才能出现。由于性兴奋不足，女性有了性冲动，但达不到必要的程度，或者丈夫一上来就“直奔主题”，都会导致女性体液分泌过少，从而出现阴道干涩。

另外，内分泌失调也是导致女性阴道干涩的主要原因。过了 35 岁的女性，如果在一段时间内频繁出现月经不调的问题，可能意味着内分泌失调，也会导致阴道分泌物减少。

如果患有阴道炎，过性生活时阴道黏膜会充血，导致分泌物减少，也会导致阴道干涩。对于家庭女性而言，长时间服用避孕药，药物中的孕酮可能带来阴道干涩的副作用。而对于一些都市白领，工作压力和生活环境也是导致阴道干涩的主要原因之一。工作、生活压力都会造成性欲低下，性唤起迟滞，阴道干涩。

当然，日常过度清洁也会导致阴道干涩。不少女性认为白带很脏，经常反复进行阴道深度冲洗。然而，正是这样的过度清洁，导致阴道无法存留应有的分泌物与有益细菌，导致阴道干涩。

除了阴道干涩之外，如果女性还伴有口角发炎、皮肤干燥、脱屑的症状，则表明饮食不均衡，尤其可能缺乏维生素 B_2。这一状况会导致阴道壁干燥、黏膜充血甚至溃破。只要阴道干涩缠上身，即使短暂的亲热也会让女性疼痛难忍。长期强忍痛楚还会给她们带来巨大的心理压力。

最大的问题是生殖器感染。阴道干涩时强行性交，会导致阴道充血，甚至肿胀，阴道壁黏膜破损，从而引发感染，甚至诱发多种疾病。所以，阴道干涩的危害非常大，如果出现该症状不仅要及时治疗，还要从日常生活和工作中的小细节做起，起到防治结合的作用。

阴道干涩是女性经常会遇到的问题，多半是由于平时保养不当或者习惯不良所导致，如不及时处理，长此以往会严重影响性事过程中的快感，还可能破坏阴道内壁的细胞组织黏膜，造成下体的永久性损伤，如何在日常保养中解决阴道干涩问题是非常重要的。

首先，私密部位切忌用普通沐浴乳来清洁。因女性的私密部位有位于阴道口的益菌，它会形成乳酸，使该部位维持一定的酸性度，用来预防细菌滋生（细菌喜欢偏碱性环境），若使用一般中性或偏碱性的沐浴乳或香皂，则很容易破坏私密部位的天然保护膜，所以平时必须使用健康有益的女性护理液。

其次，私密部位也可以适当使用保湿产品。私密部位的肌肤与嘴唇皮肤构造类似，只有一层薄薄的角质层覆盖在真皮上，水分容易流失，加上现代女性因为压力大，作息不正常，私密部位抵抗力较弱，不易维持酸性环境，所以在可能的情况下除了每天适当使用健康有益的女性护理液，还可涂抹一些日常护肤品中的保湿产品，这样可以最大限度维持天然酸性保护膜，这虽然不是治本的方法，但是也不失为一种日常护理的保养手段。

最后，私密部位要用优质的面料来保持干净。女性在选择贴身内裤时要特别当心，应当以透气天然棉质为优选，部分品质不佳的深色染料容易对下体造成过敏性影响，此外，部分女性喜欢穿紧身牛仔裤、丁字裤等，这些超级贴身的东西有时候也会让私处闷热潮湿，偶尔穿穿还行，长此以往就容易造成不良反应，生理期应尽量避免；还需要勤换内裤，保持清洁，出入游泳池等公共场所时一定要谨慎。

第五章

女人孕产养生妙方

孕期呕吐，来碗椰汁奶糊

症状： 孕期呕吐

妙方： 椰汁1杯，鲜奶2杯，白糖200克，粟粉5汤匙，红枣3颗，清水3杯。把红枣去核，椰汁和粟粉成浆；把白糖、鲜奶、红枣一起煮开，慢慢地加入粟粉浆；不停地搅拌成糊状，一直到开，然后盛入碗中即可食用。

药理： 怀孕后本应增加营养素摄取，可孕吐常常会影响孕妇对营养的吸收，而富有蛋白质和高热量的椰汁奶糊可帮助孕妇吸收营养。

怀孕是女人一辈子的大事，家人很是关注，一点都不敢马虎。特别是在饮食上，非常有讲究，那么怀孕初期吃什么好呢？一起来看看中医怎么讲？

女人怀孕初期，时常出现轻微头晕、恶心、择食等症状，中医认为这是因月经闭止，冲脉之气（冲为血海）不得下行而向上冲逆，影响胃气和降所致，一般视为妊娠应有的反应。妊娠恶阻则是指妇女怀孕以后，1~3个月期间，出现恶心、呕吐、眩晕、胸闷，甚至恶闻食味，或食入即吐等症状而言。

产生这些症状的原因，主要是由于平素胃气虚弱或肝热气逆，受孕后冲脉之气上逆，致使胃失和降，或引动肝热气火上冲所致。因妊娠恶阻是以呕吐为主要特征，故在饮食方面，均以清淡、稀软、容易消化的食物为主，避免闻臭、腥、腐、香窜味，少食或不食油腻厚味。

胃气虚弱的以牛奶、豆浆、蛋羹、米粥、软饭、软面条为主；属肝热气逆的，则宜多吃蔬菜和水果。进食方法，以采取每次少量多次进餐为好。

梨皮橘皮香蕉皮，让准妈妈轻松远离失眠

症状： 孕期失眠

妙方： 将鲜梨皮、橘皮、香蕉皮 50～100 克放入不封口的小袋中，放在枕边，三种果皮散发的香味有助于准妈妈的睡眠。

药理： 梨皮清心润肺，降火生津。对治疗烦渴有妙效。橘皮，果皮金黄澄亮，除了具有酸甜味之外，还有一股淡雅的花香味，可促进食欲、养颜美容、减少疲劳感，有助于安神静心。而香蕉皮富含的钾及维生素 A、维生素 C 具有很好的美容功效。和橘皮、梨皮一起制成香袋放于枕边，对孕期女性失眠有意想不到的奇效。

准妈妈在孕期，精神和心理上都比较敏感，因此对于压力的耐受力会降低，通常情绪不太稳定，常伴有忧郁和失眠等状况。

一般认为，怀孕期心情的转变，是因荷尔蒙变化所导致。另外，准妈妈饮食习惯的改变，也会影响孕期睡眠质量的好坏。所以，均衡的饮食很重要。有些准妈妈在怀孕期口味有很大的变化，但是必须避免容易引起压力的食品，比如咖啡、茶、油炸食品等。

要想远离失眠，准妈妈在饮食上一定要格外注意了！首先别吃胀气食物。有些食物在消化过程中会产生较多的气体，从而产生腹胀感，妨碍正常睡眠，如豆类、包心菜、洋葱、绿椰菜、球甘蓝、青椒、茄子、土豆、红薯、芋头、玉米、香蕉、面包、柑橘类水果和添加木糖醇（甜味剂）的饮料及甜点等。

其次，辣椒、大蒜及生洋葱等辛辣的食物，会造成某些人胃部灼热及消化不良，从而干扰睡眠。另外，高盐分食物会使人摄取太多钠离子，促使血管收缩，

血压上升，导致情绪紧绷，造成失眠。如果本来就有高血压病史，进食高盐分食物很有可能引发高血压性头痛及中风。

另外，晚餐丰盛油腻，或进食一堆高脂肪的食物，会加重肠、胃、肝、胆和胰的工作负担，刺激神经中枢，使其一直处于工作状态，也会导致失眠。最合理科学的做法是把最丰盛的一餐安排在早餐或午餐，晚餐则吃得少一点、清淡一点，比如，晚餐吃一些芹菜、百合，这样的晚餐能起到安眠的作用。

要巧吃纤维过粗的蔬菜，像韭菜、蒜苗、芥菜等都不容易消化，即使吃，也应该炒熟一点，且不要放太多油盐。尽量多吃水煮、清炖、清蒸食物，少吃煎炸、烧烤食物。另外，食物宜软不宜硬，尤其焖米饭时，应尽量软一点。

产后补气血，就用这三个妙方

症状：气血亏虚

妙方：①羊肉500克、当归30克、生姜50克。羊肉用清水洗净后再用生姜爆炒，当归则以纱布包裹，再与爆炒好的羊肉一起煮汤。此汤特别适宜气血亏虚、大病久病及产后的女性食用，对改善痛经、月经不调也有显著效果。②高丽参15克、田七10克、猪蹄掌（也可换成鸡或瘦肉）50克。隔水炖1小时。此汤有补气、活血、通络的功效，适用于高脂血症、高血压、糖尿病、冠心病等患者。③阿胶15克，蜜枣1个，鸡肉50克。隔水炖1小时。此汤有补血养血安神的功效，适用于气血虚弱、头晕、失眠、胃痛者食用，男女均宜。

药理：当归生姜羊肉汤的主要材料是羊肉、生姜、当归三味。其中，当归是常用的补血药材，有活血养血补血的作用，生姜则能解表发汗、温中散寒，前两者配以温补的羊肉，可起到驱寒温中补气血的作用。高丽参、田七等也具有补气活血的功效。阿胶、蜜枣、鸡肉等更是补血补气的佳品。以上三方在冬季养生作为日常辅助调理时食用男女皆宜，对于怕冷的贫血患者以及产后气血两亏女性身体的恢复也大有帮助。

气血不足即中医学中的气虚和血虚。气血不足的结果会导致脏腑功能的减退，引起早衰的病变。尤其是新妈妈经过“十月怀胎，一朝分娩”，或多或少都有些身子发虚，此时适当地补一补，可以帮助她们更好地恢复。由于分娩过程中失血，女性可能出现血虚的症状，表现为睡不好觉、心悸、头晕眼花。有些女性在产后头晕，神疲乏力，不想说话，这是气虚的症状。产后气血恢复，对女性身体健康非常重要，是关乎一辈子的大事，不可不补。

尤其是冬季里的产妇，即使穿上了厚厚的冬装，还是觉得身体不够暖。这时候更要注意气血进补调理。据专家介绍，冬天的主气是寒，寒性凝滞会使血液循环不畅，同时寒邪易伤阳气，人体没有阳气温煦，气血循环不足，就会产生一系列的不适反应，产后女性在天寒时节尤其要注意。

中医学认为，血虚和气虚的人会有比较明显的感觉。但从防病角度来看，男女老少都可能因血液循环减弱受到影响，像频繁感冒、月经不调、胃胀胃痛、心脑血管疾病发作等。所以，养血活血是适宜大众女性的养生之道。

气血两虚时，最明显的症状就是手脚冰冷。因为气血不足，人体血管收缩，血液回流能力减弱，就会使得手脚，特别是指尖部分血液循环不畅，对此大家都不会很在意。但是，看问题光看表面还不行，除了手脚冰冷，还有很多问题会因血液循环不畅而产生，切莫忽视了其中的隐忧。

中医认为“气为血之帅，血为气之母，气能生血，血能载气，二者不能分开”。产后女性气血不畅者本来身体就虚弱，再加上“寒邪”伤及阳气，身体的抵抗力变弱，寒邪从肌表侵入，就容易引起感冒。此外，寒性凝滞，易致气滞血淤，经脉不通，身体器官得不到血液的营养，疼痛则随之而来。如女性痛经及经期延长，脾胃虚弱者胃痛胃胀，以及心脑血管患者突发胸闷、胸痛、头晕、心肌梗死、中风等，都与此有关，但常常被人所忽视。

羊肉能大补气血，而且温中散寒，补而不燥，是冬季大补气血的最佳食物。应该强调的是，凡阴虚火旺，体质偏热者不宜服用。儿童“脾常不足”，脾主运化，与气血关系密切，气血不足则运化不好，进而肺卫功能差，即呼吸道和皮肤外表抵抗力弱，容易染上感冒。专家建议用太子参6~10克、瘦肉100克，加水煮半小时，给孩子喝汤吃肉，能大大提高抵抗力;还可用独脚金5~10克加水煮半小时，去药渣后再把独脚金水和鸡肾50克一起煮20分钟，给孩子喝汤，能起到健脾、促进气血运行的作用。

另外，食疗进补固然好，但若吃进去的营养得不到很好地吸收，体内的垃圾不能顺畅排出体外，食疗的效果就会大打折扣。运动能促进气血通畅，通则不痛，同时身体各个器官的功能也会更好地发挥。譬如肺的“吐故纳新”、大肠蠕动及皮肤毛孔排汗，这些都是人体排泄的重要管道，运动后管道通畅，排泄加快，体内垃圾排出体外快且多。此外，运动也能促进脾胃的运化功能，使身体保持平衡的状态。

解决产后腰痛，妙方调理不可少

症状： 产后腰痛

妙方： ① 当归20克，川芎10克，红花6克，干姜6克，生山楂30克，桃仁15克，粳米100克，大枣4颗及红糖适量。先将前5味中药放入砂锅，加适量水，浓煎40分钟，去渣取汁，化入红糖适量备用；再将粳米、大枣、桃仁一起放入砂锅，加水用小火煨煮成稠粥；然后兑进前面的浓煎药汁，拌匀，继续煮到开锅即成。每天分早晚2次服用。② 肉桂10克，干姜10克，白术20克，甘草6克，山药30克，茯苓15克，去壳栗子50克及糯米50克。先将前4味中药放入砂锅加水泡透，先煎30分钟倒出药汁，加水再煎20分钟后将药汁倒出;两次药汁合在一起放入砂锅，再放入山药、茯苓、去壳栗子、糯米，用文火炖烂成粥。不拘时喝，晚上睡觉前趁热喝一碗效果更好。③ 杜仲 15 克，肉苁蓉 30 克，枸杞子 15 克，党参 20 克，当归 20 克，生姜 15 克，羊肉 250 克。先将生姜切片，羊肉切成小块，和 5 味中药一起放入砂锅，加水炖至羊肉熟透后即成。喝汤吃羊肉，早晚空腹服用。

药理：方 1 适合淤血留滞引起的产后腰痛，或腰部疼痛连带下腹、痛处固定不移的产妇。方 2 适合寒湿痹阻的产后腰痛，或腰痛沉重，穿着保暖症状会减轻的产妇。方 3 适合因肾虚血亏而引起的产后腰痛，或感觉腰膝酸软、头晕眼花的产妇。

产后腰痛即产后出现腰痛，与产后子宫收缩复旧引起的反射痛有关。产后腰疼，是已生育女性中比较普遍的现象。一般是因为生理性缺钙、劳累过度、姿势不当引起，产后受凉，起居不慎，闪挫腰肾以及腰骶部先天性疾病，或者受凉都可能引发产后腰疼。分娩后内分泌系统尚未得到调整，骨盆韧带还处于松弛状态，腹部肌肉也由于分娩而变得较为松弛；加上产后照料宝贝要经常弯腰，或遇恶露排出不畅引起血淤盆腔。产后腰痛患者不适宜穿带跟的鞋，有条件的话可以选择负跟鞋矫正姿势，康复锻炼；平时要注意保持正确的站立、坐卧的姿势。

另外，很多妈咪产后较少活动，总是躺或坐在床上休养；加之体重增加，腹部赘肉增多，增大了腰部肌肉的负荷，造成腰肌劳损而引发腰痛。产后不注意休息使身体过疲，或经常久站、久蹲、久坐或束腰过紧等，都可导致腰肌劳损，诱发腰痛。还有，产后避孕方法不恰当，导致人工流产次数多，或房事不节招致肾气损伤也会引发腰痛。

还有一些是由于日常生活中的习惯造成，比如产后过早地穿高跟鞋，使身体重心前移，除了引起足部疼痛等不适外，也可通过反射涉及腰部，使腰部产生酸痛感。经常采取不当或不放松的姿势给宝贝喂奶，使腰部肌肉总处于不放松的状态，腰部肌肉受到损伤。子宫的正常位置是前倾、前屈，如果发生子宫脱垂，就会沿阴道向下移位，引发腰痛。产后不慎受湿寒侵袭，致使经络不通而导致血脉运行不畅，这些都能够引发腰痛。

要想根除产后腰痛，生活中要注意一些小细节和小习惯。首先，产后避免常时间弯腰或久站久蹲，准备一个专给孩子换尿布或洗屁股的台子。经常使用的尿布、纸尿裤、爽身粉、护臀油及其他常用物品，需要妈咪不用弯腰即可伸手拿到。如果台子能与婴儿床或摇篮相连，旁边放上一把与之匹配的椅子再好不过了。清理房间地板时选用长柄工具，并且每次清理时间不要过长，尤其是产后3个月内。

喂奶时采取正确姿势，以坐在低凳上为好，如果坐的位置较高，可把一只脚放在一个脚踏上，或身体靠在椅子上。最好在膝上放一个枕头抬高宝贝，这样可承受重量。

另外，生活中要特别注意防护腰部，产后保持充分睡眠，经常更换卧床姿势，避免提过重或举过高的物体，不要过早跑步、走远路；经常活动腰部，使腰肌得以舒展。如果感到腰部不适，可按摩、热敷疼痛处或洗热水澡，促进血液循环，改善腰部不适感；平时注意腰部保暖。

患了产后腰痛，轻的可以自行调理，重的可以采用推拿、针灸、理疗和药物外敷等治疗。内服消炎镇痛药物需慎重，因为有些药物可以通过乳汁进入婴儿体内，从而对婴儿的健康造成潜在的威胁。平时保持正确的姿势，站立、坐卧的姿势都应注意，抱小孩时要注意不要让孩子的重量压在腰背部，谨慎“能站就别坐、能坐就别躺”的原则，因为坐和卧这两个姿态对于受伤的脊椎是很难平直正确支撑的。

多数的产后腰痛，是孕期腰痛的延续。怀孕期间随胎儿的发育，腰椎前凸逐渐增加，腰后部受力大大增加造成妊娠腰痛，分娩后体形不能得到及时恢复，容易延续为产后腰痛。产后哺乳姿势的不正确和过度劳累也会导致产后腰痛。这些在医学上都属于姿势性腰痛，即不合理姿势导致的腰痛，所以产后腰痛应以矫正姿势为核心。

产后沮丧不用慌，虾仁香菇能帮忙

症状：产后抑郁症

妙方：① 鲜虾仁、西芹、白果仁、杏仁、百合、盐、油、味精等。西芹切段或片，与白果仁、杏仁、百合等一同焯水；虾仁上浆，并放在油锅里过一下；取出后与西芹等一同炒制即成。② 水发香菇 75 克、豆腐 300 克、糖 10 克、酱油 20 毫升、味精 1 克、胡椒粉 0.5 克、料酒 8 毫升。豆腐切成 3.5 厘米长、2.5 厘米宽、0.5 厘米厚的长方条，香菇洗净去蒂；炒锅上火烧热油，逐步下豆腐，用文火煎至一面结硬壳呈金黄色；烹入料酒，下入香菇，放入所有调味品后加水，用旺火收汁、勾芡，翻动后出锅。③ 鸡肉 100 克、核桃仁 25 克、黄瓜 25 克、葱姜及各种调味料。鸡肉切成丁，用调味料上浆。黄瓜切丁，葱、姜切好备用。核桃仁去皮炸熟。炒锅上火加油，将鸡丁滑熟，捞出控油。原锅上火留底油，煸葱、姜至香，下主辅料与调味品，最后放桃仁，勾芡装盘即成。

药理：几种配料与虾仁一起炒，使来自海洋的营养变得更丰富。这道鲜脆、爽口、营养的菜肴，会让妈咪胃口大开。香菇虽然不再稀缺、珍贵，但其中的营养价值并未降低，它含有丰富的锌、硒、B 族维生素，加之豆腐中的蛋白质和钙，会大提高这道菜的营养价值，有助于孕产妈咪摆脱郁闷心情。核桃仁是产后妈咪最该重视的一种坚果，其中含有很多抗忧郁营养素。只不过生食时涩口，裹糖又增多能量。但如果把它放进菜里，就会别具酥香咸鲜各种风味，与鸡丁和黄瓜搭配起来也相得益彰。

新妈妈们在坐月子期间会出现伤心、焦虑、情绪不稳定、易怒等一系列症状。即产后抑郁症，或称为产后沮丧。

产后抑郁症一般在生完小孩后的几周内发生，一般持续一周或更短的时间。产后抑郁症可能与产后荷尔蒙水平的变化有关。此外，过度紧张，身体疲惫，睡眠不足，身体不适，以及对自己现状不满，缺少他人关怀和支持，对作为母亲这个新角色既新鲜又恐惧等心理问题也是导致产后抑郁的重要原因。

大多数患此病的人都是普通人，她们具有一定的责任心和能力，但是产后抑郁症使她们感到无能为力，而且对自己有过高的要求。但是，多数产后抑郁症病人症状并不十分明显，不容易被觉察，也不会严重影响其照顾婴儿或做家务。如果产后抑郁症状非常明显，并足以引起周围其他人注意的话，那么你的问题可能就比较严重了。

据调查，大约有 1/10 的女性会在生产后数个月内经历一段不严重但是情感波动非常大的时期，那就是“产后抑郁症”。一般情况下，女性会在产后数周才开始进入情绪波动阶段，在经历了最初的快乐与充满成就感的时刻后，女性会对照顾婴儿、周围环境、家庭关系感到厌倦，对未来的自活充满忧虑。这时，女性会对周围的事物，包括配偶与婴儿在内，全然不感兴趣。会觉得自己住在象牙塔中，与外界全然脱轨。

在这种情况下，女性自己要设法解决这个问题，而不是坐以待毙。一旦持续数日地感觉绝望和缺乏价值感，即是情绪低落的征兆。情绪低落时，你会觉得充满罪恶感、失败感，并失去“性”趣，缺乏食欲，无心交际。在最初的几天，很可能会失眠，如果这情况持续数日，你应该向丈夫寻求帮助。

当然，也可以寻求心理医生的帮助，坦诚地和医生与专业指导讨论自己的感受，才能尽快地从产后的情绪低落中恢复过来。最糟糕的是，大多数女性认为这是自己的问题，而挣扎着想要使情况变得更好。也许，医生会让你服用一些药剂，但是这药剂有别于镇静剂，会产生一些副作用。所以，在服用以前，要必须知道这一点。你应该告诉医生自己是否要哺乳，如果决定哺乳，他才会给你开一些不会伤害婴儿的药物。但不论你吃些什么，其中的成分都会分泌在母乳中。

同时，要了解自己也可以做一些事，以利早日康复。你还可以和别人讨论，并实现一些较容易完成的目标，期望不要过高，这也是处理情绪低落的好方法，有助于协助你渡过这一个难关。只有了解自己的情绪，才能从产后抑郁中恢复过来，切勿对自己太苛刻。要多做一些令自己开心的事，避免做一些扰乱心情的事。每一天每一次只做一些小事，要从容地运动，放松心情，拥有足够的时间用餐，那么就不会觉得狼狈不堪。不妨把自己当做患上感冒或折断了腿，经过一些时日就会恢复，要知道自己也有所需要，不要因为没有做一些家务而充满了罪恶感，毕竟，这是恢复健康的重要一环。

对于大部分患者来说，产后抑郁症的症状经过一段时间会自然消失，一切会恢复正常。以下这些建议可以帮助你平稳度过产后沮丧时期：接受别人的帮助，或主动寻求他人帮助。在婴儿睡觉的时候，新妈妈尽量也休息或小睡一会儿。和丈夫一起出去吃晚餐或看电影，使身心尽量得到放松。和好朋友一起吃饭，聊天。不要给自己提出过高的要求，降低对自己的期望值。把自己的感受向丈夫、家人以及朋友倾诉。与其他新妈妈聊天，谈各自的感受。锻炼身体（如果医生允许的话）。学会在宝宝睡觉的时候让自己放松——读书、洗澡、看电影或找点其他感兴趣的事情做。坚持健康的、有规律的产后饮食。

新妈妈脱发，三个食疗方搞定

症状： 产后脱发

妙方： ① 首乌 30 克，鸡蛋 2 个，加水煮沸，鸡蛋煮熟后去壳再煮 10 分钟，吃蛋饮汤，每天 1 次。② 桑寄生 30 克，花生 60 克，瘦猪肉 100 克，煮汤喝。③ 桑葚子 100 克，红糖 100 克煮汁，可常饮。

药理： 首乌补肝肾益精血，与强筋骨功效相关的药理作用是促进造血功能，提高机体免疫功能，降血脂，抗动脉粥样硬化，保肝，延缓衰老，还有影响内分泌功能、润肠通便等作用。此方最重要的一点是首乌能够亮黑须发，用之煮鸡蛋，吃蛋喝汤对掉发脱发有非常好的疗效。而桑寄生能补肝肾，强筋骨，对肝肾不足、血虚失养引起的脱发有很好的疗效。桑椹早在两千多年前就已是中国皇帝御用的补品，又被称为“民间圣果”。它含有丰富的活性蛋白、维生素、氨基酸、胡萝卜素、矿物质等成分，营养是苹果的5~6倍，是葡萄的4倍，常吃桑椹能显著提高人体免疫力，具有延缓衰老的功效。桑葚子与红糖搭配煮汤喝可补气造血，对准妈妈产后气血两虚引起的脱发有很好的作用，经常饮用可以美容养颜。

现代医学研究认为，女性产后掉头发现象实属一种生理现象，它与产妇的生理变化、精神因素及生活方式有一定的关系，一般在产后半年左右就自行停止，所以不要过分紧张。

妇女头发更换速度与体内雌激素水平的高低密切相关。雌激素增多，脱发速度减慢；雌激素减少，脱发速度加快。产后6个月内性器官功能处于恢复阶段，雌激素分泌明显减少，引起脱发。另外，如有些妇女分娩前后因各种原因情绪不稳定或精神有压力，导致机体代谢紊乱，营养供应不足，诱发毛发脱落。

其实，怀孕期饮食单调也是产后脱发的重要原因，加上母体对各种营养物质需要增多，如不及时补充，产后造成体内蛋白质、钙、锌、B族维生素的缺乏，影响头发的正常生长和代谢，使头发枯黄易断。产后脱发是一种暂时的生理现象，脱发之后会长出新发，不必因此而忧心忡忡，也不要乱投医，滥用药物对婴儿不利。

孕期及产后讲究心理调适，注意合理营养及个人卫生，可以有效地减轻女性产后掉头发症状。故产妇应保持心情愉快，饮食起居要有规律，要少吃过于油腻及刺激性食物，并注意产后头发的保养，每周用中性洗发液洗头一次，头发要自然晾干，半年内不要烫发。

事实上，有的妇女在生产4个月后会有掉发的现象，这是体内激素重新调整所引起的。妊娠期延长了毛囊的休眠期，而产后就加速进入了脱发期，这时如果压力大或是宝宝晚上哭闹不睡，问题会变得更为严重。

此外，现在有许多产妇因怕坐“月子”导致发胖，影响体形美，因而节食、挑食，加上哺乳期营养的需要量又比平时高，如果再遇上食欲缺乏、消化不良或者吸收差，致使蛋白质、维生素、无机盐和微量元素缺乏，从而影响头发的正常生长与代谢。

受传统观念的影响，有些新妈妈在坐月子期间，不敢洗头、梳头，令头皮的皮脂分泌物和灰尘混合堆积，这既影响了头部的血液供给，又容易引起毛囊炎或头皮感染，从而增大脱发概率。下面介绍一个中医食疗方，对女性产后脱发有很好的疗效。具体材料与做法如下：龙眼肉 20 克，党参、枸杞子各 15 克，黑豆 20 克，瘦猪肉 150 克。先将猪肉洗净切块，龙眼肉、枸杞子、黑豆洗净，党参浸润后切薄片，全部用料共放炖盅内，加水适量，以小火隔水炖至肉熟，调味后即可食用。每日 1 剂。

此外，多补充蛋白质、保持心情舒畅、适度清洗头发、用指腹按摩头皮、梳头应由发尾先梳等都是预防产后脱发的好方法。头发最重要的营养来源就是蛋白质。所以，产妇在饮食方面，除注意均衡摄取外，还应注意多补充一些富含蛋白质的食物，如牛奶、鸡蛋、鱼、瘦肉、核桃、葵花子、芝麻、紫米等。

防治脱发首先要注意精神的调养，即产妇产后应保持心情舒畅，这样气血自然会旺盛，可以促使头发尽快生长；其次要做到合理摄取营养，防止偏食。产妇在多吃鸡、鱼、蛋的同时，还应多吃蔬菜、水果，如果有条件的话，还可以补充一些维生素和微量元素；肥胖者则应注意加强锻炼，多吃植物油，注意减肥；在起居上，产妇应做到睡眠充足，避免过度疲劳（包括过早、过频的性生活，过度用脑及参加过多的保健运动等）。

需要提醒的是，新妈妈在梳头时，不要用新梳子，因为新梳子的刺比较硬，不小心会刺伤头皮。最好选用牛角梳，梳头应早晚进行，早上起床洗漱完毕后梳头，晚上入睡前梳头。如果新妈妈有脱发的症状，应在梳头的同时，用手指肚轻轻按摩头皮。用十指揉搓头皮，从前额经头顶到枕部，也可用十指指尖像梳头一样梳理头皮，可以改善血液循环，增加毛囊的营养供应和促进新发生长。

产后便秘，蔬菜食疗胜妙药

症状： 产后便秘

妙方： ① 取新鲜茼蒿 250 克，做菜或做汤吃。② 取新鲜茭白，旱芹菜，水煎服。③ 取新鲜油菜洗净，捣绞取汁饮下。

药理： 中医认为，茼蒿有中和健胃通利，大便不通者食之效果显著。茭白和芹菜煎服，可以辅助治疗便秘。油菜性味辛凉，归肝肺脾经。《随息居饮食谱》称，油菜“烹食可口、散血消肿、破结通肠。籽可榨油，故名油菜。”民间对习惯性便秘、热毒疥疮等也习惯多吃油菜，是因其有散血、消肿之作用。

产后便秘是很多产后女性容易碰到的一种常见疾病，新妈妈产后饮食正常，但大便数日不行或排便时干燥疼痛，难以解出者，称为产后便秘，或称产后大便难。

造成女性产后便秘的原因有很多，首先是因为胃肠功能减弱。处于产褥期保健的新妈妈胃肠功能减弱，肠蠕动缓慢，致使食物在肠内停留的时间延长，肠内容物的水分被大量吸收后，会出现大便干结的情况，使得新妈妈排便困难。其次，由于妊娠期间孕妈妈的腹部过度膨胀，使腹部肌肉和盆底组织松弛（产后盆骨恢复），这就是新妈妈产后排便力量减弱的一大原因。另外，新妈妈在产后身体都比较虚弱，排便能力减弱。尤其是采取过会阴切开的新妈妈，排便时不太敢用力，久而久之，就出现了便秘的状况。有一部分新妈妈在孕期饮食结构不合理，蔬菜、水果吃得比较少；产后又极力进补，却忽视了果蔬的摄入，从而导致产后便秘。

治疗产后便秘其实不难，除了以上的妙方之外，建议新妈妈学会尽快转变态度，比如过去不爱吃蔬菜、喝汤，那么现在就需要改变。在饮食上建议多吃纤维多的食品，如山芋、粗粮和芹菜等各种绿叶蔬菜。多吃水分多的食品，如雪梨等富含水分的水果。多吃能够促进肠蠕动的食品，如蜂蜜、香蕉、芋头、苹果。对于富含有机酸的食品，如酸奶，可增加消化与通便功能，可常饮用。多吃含脂肪酸的食品，如花生米、松子仁、黑芝麻、瓜子仁。另外要多喝汤，下奶的汤水一般都含有一定量的油分，可以起到润滑肠道、促进排便的作用。在保证摄入高蛋白的同时，一定要多吃含纤维素多的水果和蔬菜，比如香蕉、韭菜、芹菜等。

有些产妇的大便并非干结，但却不易解下，每次大便，憋气用力，直到精疲力竭也解不下来。平时心慌气短、全身无力、懒于活动，可以选用牛肉、兔肉、牛奶、花生、熟黄豆、蜂蜜、红薯、芝麻等具有补气润肠作用的食物。例如，将牛肉和兔肉切成碎末，加黄豆和大米煮成粥食用。在食疗的同时，还应该养成定时排便的习惯。每日即使无便可排，也应该在便桶上坐一会儿，久而久之，便会形成条件反射，养成定时排便的习惯。

充分的睡眠是一切之根本，比如乳汁充沛、防止产后抑郁和便秘。所以作为新妈妈，要渐渐将其他工作转交给家庭其余成员，并将自己的生物钟调至和宝宝一致。宝宝睡您就赶紧养神，宝宝醒您就开始“工作”。

银杏果搓患处，搓走产后痔疮

症状：产后痔疮

妙方：取白果适量，每晚临睡前用温水将患部洗净。白果去壳，用刀切成平面，频搓患部，搓几次后用刀削去用过的部分，每次1～2粒白果，一般用药7～14次，痔疮即可消失。

药理：现代研究表明，白果对多种类型的病菌均有不同程度的抑制作用，果肉的抗菌力较果皮更强。果肉中含有的银杏酸对痤疮丙酸杆菌具有较强的抑制及杀灭作用；白果内酯是天然的血小板活化因子受体，对其诱导的皮肤炎症反应有明显的抑制作用，可促进受损肌肤的愈合。

产后易患痔疮，是因为妇女产后由于子宫收缩，直肠承受胎儿的压迫突然消失，使肠腔舒张扩大，粪便在直肠滞留的时间较长，容易形成便秘。加之在分娩过程中扯破会阴，造成肛门水肿疼痛等。因此，妇女产后注意肛门保健和防止便秘是防止痔疮产生的关键。

预防产后痔疮，首先要勤喝水、早活动。由于产后失血，肠道津液水分不足，以致造成便秘，而勤喝水，早活动，可增加肠道水分，增强肠道蠕动，预防便秘。

在饮食方面，要少食辛辣、精细食物，多食粗纤维食物。一些妇女产后怕受寒，不论吃什么都加胡椒，这样很容易引发痔疮。同样，过多吃鸡蛋等精细食物，也可引起大便干结而量少，使粪便在肠道中停留时间较长，不但能引起痔疮，而且对人体健康亦不利。因此，产妇的食物一定要搭配芹菜、白菜等纤维素较多的食品，这样消化后的残渣较多，大便时易排出。

生殖器官感染，喝红枣红糖鸡蛋汤

症状：产后生殖器感染

妙方：鸡蛋2个，红枣10个，红糖适量。锅内放水煮沸后打入鸡蛋，水再沸后加红枣及红糖，文火煮 20 分钟。

药理：鸡蛋营养丰富，红糖性温，具有散寒止痛、活血化瘀的功效，能够促进产后子宫收缩复旧，恶露排泄和乳汁分泌。红枣能补血调经，活血止痛，润肠通便。三者配伍熬汤对产后生殖器官感染有非常好的疗效。不过新妈妈每天食用鸡蛋要保持 2 个左右。

产后，新妈妈的身体要慢慢恢复，这期间很容易发生一些病症或不适，给产后妈妈带来很多麻烦，尤其是产后生殖器感染，更让产后妈妈头痛不已。

孕妇生产时子宫会有创面，病菌进入后就会引起盆腔感染。分娩的过程中为了让分娩过程顺利，一般医生会在会阴部分切开一个小口，可能会造成应道外口充血，容易引发感染。

当伤口出现肿胀、疼痛、硬结，并在挤压时有脓性分泌物时，应在医生的指导下服用抗生素，拆除缝线，以利脓液流出；局部采用 1:5000 高锰酸钾温水坐浴，每天 2 次，每次 10~15 分钟，或用清热、解毒、散结中药煎液清洗伤口；使用台灯进行局部理疗，也可促进伤口愈合。

伤口水肿时，在拆线前缝合线勒得很紧，疼痛持续不减。可用 95%的酒精纱布或 50%硫酸镁溶液进行局部热敷、湿敷，每天 2 次；卧位时，尽量将臀部抬高一些，利于体液回流，减轻伤口水肿和疼痛。

产妇在坐立时身体重心偏向右侧，既可减轻伤口受压而引起的疼痛，也可防止表皮错开；避免摔倒或大腿过度外展而使伤口裂开；不宜在拆线当日出院，伤口裂开多发生在伤口拆线的当天，回家后伤口裂开会给处理带来麻烦。

产后最初几天，产妇宜采取右侧卧位，促使伤口内的积血流出，不致内积而形成血肿，影响愈合，也可防止恶露中的子宫内膜碎片流入伤口，日后形成子宫内膜异位症；待 4~5 天后伤口较为愈合，且恶露难以流入时，便可采取左右轮换卧位；注意会阴切口的情况，术后 1~2 小时内伤口出现疼痛，且越来越剧烈，应马上与医生联系，及时进行处理。

不论是自然撕裂，还是切开的伤口，一般都可在3~5天愈合，每天要用温开水冲洗2次；为防止伤口污染，每次便后用新洁尔灭消毒棉擦拭冲洗外阴，大便后切忌由后向前擦，应该由前向后，还须再次冲洗；注意勤换卫生护垫，避免湿透，浸湿伤口。

出现便秘时，不可用力扩张会阴部，可用开塞露或液体石蜡润滑，尤其是拆线后前2~3天，避免做下蹲、用力动作；解便时宜先收敛会阴部和臀部，然后坐在马桶上，可有效地避免会阴伤口裂开。

产妇在产褥期抗病能力差，加上阴道、子宫因分娩而造成的创伤还没有愈合，细菌极易由此侵入，再有分娩后阴道外口有不同程度的充血、水肿，易引起撕裂伤。因此，产褥期的妇女在同房后容易发生外阴炎、阴道炎、子宫内膜炎、盆腔炎、子宫出血、会阴部撕裂伤等，严重者还会因引起败血症、失血性休克而危及生命。

在产褥期切忌同居，在分娩前3个月至分娩后2个月要避免性交，平素要保持全身尤其是下身的清洁卫生；产前要加强营养，注意休息，增强抵抗力。

可多吃些鸡肉、猪瘦肉、蛋类、奶类和豆类及其制品等，补充维生素C、维生素B_1和维生素B_2，多吃新鲜蔬菜、水果，增加纤维素的摄入以防便秘。忌食桂圆、荔枝、人参等。尤其忌食刺激性食品，如辣椒、酒、醋、胡椒、姜等，以免刺激性器官充血，以及忌食寒性食物，如螃蟹、田螺、河蚌等。

第六章

女人妇科病养生妙方

外阴瘙痒，用花椒水洗一洗

症状：外阴瘙痒

妙方：花椒一把，加入500毫升水，煮沸后改小火煮10分钟，用其擦洗患处，或坐浴，这里推荐坐浴，疗效最好。

药理：花椒在我国古代各种本草典籍多有收录，并被归入祛寒类的中药中，有温中散寒，燥湿止痛止痒的作用。现代研究也表明，花椒富含花椒素，有杀菌、消毒、止痛、止痒、消肿等作用，对多种细菌，特别是皮肤表面的细菌有很好的抑制功效。因此，临床上常用于治疗湿疹、皮肤瘙痒症、神经性皮炎、脚气及外阴瘙痒等皮肤科疾病。

外阴瘙痒，中医称为“阴痒”。祖国医学认为本病的发生主要是由于肝、肾、脾功能失常。肝脉绕阴器，肝主藏血，为风木之脏；肾藏精，主生殖，开窍于二阴；脾主运化水湿。若肝经郁热，脾虚生湿，湿热蕴郁外阴，或肝肾不足，血虚生风，阴部失于濡养，而致阴痒，临床常见证型有肝经湿热、肝肾阴虚和血虚生风。

现代医学研究认为，外阴瘙痒是外阴各种不同病变所引起的一种症状，但也可发生于外阴完全正常者，当瘙痒加重时，患者多坐卧不安，以致影响生活和工作。导致外阴痒的病原有很多，如蛲虫、滴虫、疥虫、真菌和细菌等。若病因明确，此病不难治愈。但是，目前更多的外阴痒与这些微生物无关，而是因物理、化学等因素长期刺激形成的慢性皮炎或湿疹。

外阴瘙痒一般为阵发性发作，也可为持续性的，一般夜间加剧，无原因的外阴瘙痒一般仅发生在生育年龄或绝经后妇女，多波及整个外阴部，但也可能仅局限于某部或单侧外阴，但局部皮肤和黏膜外观正常，或仅有因搔抓过度而出现的抓痕。外阴阴道假丝酵母菌病、滴虫性阴道炎以外阴瘙痒、白带增多为主要症状。外阴鳞状上皮增生以外阴奇痒为主要症状，伴有外阴皮肤色素脱失。蛲虫病引起的外阴瘙痒以夜间为甚。糖尿病的患者尿糖对外阴皮肤刺激，特别是并发外阴阴道假丝酵母菌病时，外阴瘙痒特别严重，甚至难以忍受，但局部皮肤和黏膜外观正常，或仅有因搔抓过度而出现的抓痕和血痂。黄疸，维生素 A、B 缺乏，贫血、白血病等慢性病患者出现外阴瘙痒时，常为全身瘙痒的一部分。妊娠期肝胆内胆汁淤积也可以出现包括外阴在内的全身皮肤瘙痒。

花椒在我国古代各种本草典籍多有收录，并被归入祛寒类的中药中，有温中散寒和燥湿止痛止痒的作用。现代研究也表明，花椒富含花椒素，有杀菌、消毒、止痛、止痒、消肿等作用，对多种细菌，特别是皮肤表面的细菌有很好的抑制功效。因此，临床上常用于治疗湿疹、皮肤瘙痒症、神经性皮炎、脚气及外阴瘙痒等皮肤科疾病。

如果阴部瘙痒，并且伴有腰膝酸软，小腹胀，小便不利，双下肢肿沉重等症，而且越洗澡越痒，如果瘙痒程度特别严重，可将一小把花椒加适量水煮 10 分钟左右，然后凉至温热时，用毛巾蘸花椒水轻轻擦瘙痒处，就有很好的止痒效果。不过，在涂擦完毕后，应立即涂上护肤乳液，以免花椒水刺激皮肤。

在用花椒水解决瘙痒问题的同时，还应该注意经期卫生，勤清洗，忌抓搔及局部摩擦，忌酒及辛辣食物，不穿紧身兜裆裤，内裤更须宽松、透气，并以棉制品为宜，保持外阴干燥，多进行局部坐浴。

另外，花椒水对脚气的治疗可谓是一绝。引起脚气的同样是真菌，而花椒素正好能杀灭相应的真菌。同时，用花椒水泡脚还可稳血压。其药理在于活血通络，使整个机体血脉畅通。另外，使用花椒水泡脚时可以促使血液由上往下走，因此血压也容易平稳。身体脏腑功能良好的人可以常常用花椒水泡泡。

防治外阴瘙痒要从日常衣食住行做起。内衣和内裤要保持清洁，内衣应柔软松宽，以棉织品为好，应避免贴身穿化纤服装。注意调整胃肠功能，以清淡、富含维生素的新鲜蔬菜和豆制品为佳；禁忌烟、酒、辣椒、浓茶、咖啡等刺激性食品；保持大便通畅。将室内温度调为16~20℃、相对湿度为30%~40%。当相对湿度低于20%时，室内空气过于干燥，尘土等致敏物质容易飞扬。因此应在地上洒水，有条件者可启用加湿器。皮肤敏感者不仅应适当减少活动，还要注意洗澡不宜过勤、水温不宜过高，否则皮肤表面的皮脂就会被洗掉，使皮肤更为干燥而易于发生瘙痒，另外，发生瘙痒别乱挠，以防表皮细胞发生增殖性变化，变得粗糙、肥厚，其结果是越挠越痒，形成恶性循环。

冰片香油糊，告别阴道炎

症状：阴道炎

妙方：取冰片5分，香油1钱，混匀调成糊状，先用一棉球蘸药糊塞入阴道内涂抹，再用另一棉球蘸药在阴道口涂抹。每晚10时后涂抹1次，连续15天。

药理：阴道的弱酸性环境能保持阴道的自洁功能，正常人为3.7～4.5，引起炎症的念珠菌等真菌生长最适宜的pH为5.5，而冰片含右旋龙脑、绿草烯、β-榄香烯、石竹烯等倍丰萜，以及齐墩果酸、麦珠子酸、积雪草酸、龙脑香醇、古柯二醇等三萜化合物，正好可以帮助阴道形成弱酸性环境，进而杀死真菌。况且，冰片有个特性，它的各种化学成分通过黏膜吸收得最快，当置于阴道黏膜时，5分钟便可吸收。所以，此方的最大特点就是见效快。

阴道炎是一种高发妇科疾病。习惯久坐阴部透气不良，血液循环受阻，因而比较容易发生感染；有些女性习惯长期使用护垫，这样很容易使会阴部透气不良而致感染。

正常健康的妇女，由于解剖学及生物化学特点，阴道对病原体的侵入有自然防御功能，当阴道的自然防御功能遭到破坏，则病原体易于侵入，导致阴道发炎，幼女及绝经后妇女由于雌激素缺乏，阴道上皮菲薄，细胞内糖原含量减少，阴道 pH 高达 7 左右，故阴道抵抗力低下，比青春期及育龄妇女易受感染。阴道炎以白带的性状发生改变以及外阴瘙痒灼痛为主要临床特点，性交痛也常见，感染累及尿道时，可有尿痛、尿急等症状。常见的阴道炎有细菌性阴道病、滴虫性阴道炎、霉菌性阴道炎、老年性阴道炎。

引起女性生殖系统炎症的病原体不外乎两大来源，即来自原本寄生于阴道内的菌群，或来自外界入侵的病原体。正常情况下，阴道内以阴道杆菌占优势，还有少量厌氧菌、支原体及念珠菌。这些菌群形成一种正常的生态平衡。但是，当人体免疫力低下、内分泌激素发生变化，或外来因素如组织损伤、性交，破坏了阴道的生态平衡时，这些常住的菌群会变成致病菌，冲破阴道屏障而引起感染。来自外界的感染主要是接触被感染的公共场所的坐便器、浴盆、浴池座椅、毛巾，使用不洁卫生纸，都可以造成感染。

有些女性长期使用各种洗液清洗下身，还有些女性甚至在沐浴时用自来水冲洗阴道，这些都是不可取的。女性阴道为酸性环境，有自洁作用。长期使用各种洗液冲洗阴道，会杀死对身体有益的阴道杆菌，降低局部抵抗力，增加感染机会。日常清洁可使用 pH 为 4 的弱酸性女性护理液。还有的女性一听说自己患了阴道炎，马上开始服抗生素。其实，过多服用抗生素的直接后果是使病菌产生耐药性，破坏阴道菌群间的平衡制约关系，导致真菌生长旺盛，治疗周期不断延长，疾病得不到有效治疗。特别是在真菌感染时使用抗生素，更会加重感染症状。

既然阴道炎如此顽固，又让人头疼，我们就要想办法将其彻底治愈。这里有个妙方，是治疗阴道炎的首选。具体做法是：取冰片 5 分，香油 1 钱，混匀调成糊状，先用一棉球蘸药糊塞入阴道内涂抹，再用另一棉球蘸药在阴道口涂抹。每晚 10 时后涂抹 1 次，连续 15 天。

用冰片治疗阴道炎的药理在于，阴道的弱酸性环境能保持阴道的自洁功能，正常人为 3.7~4.5，引起炎症的念珠菌等真菌生长最适宜的 pH 为 5.5，而冰片含右旋龙脑、律草烯、B-榄香烯、石竹烯等倍丰萜，以及齐墩果酸、麦珠子酸、积雪草酸、龙脑香醇、古柯二醇等三萜化合物，正好可以帮助阴道形成弱酸性环境，进而杀死真菌。况且，冰片有个特性，它的各种化学成分通过黏膜吸收得最快，当置于阴道黏膜时，5 分钟便可吸收。所以，此方的最大特点就是见效快。

此外，滴虫性阴道炎、真菌性阴道炎都可以在夫妻之间相互感染，因此，女方患病后，男方也要去医院接受检查和治疗。有的男性虽然未患病，但是健康带菌者也应接受治疗。另外，急性感染期间要禁止性交，症状好转后，性交时要戴避孕套，以防交叉感染。

三类食物多吃可预防乳腺疾病

症状：乳腺疾病

妙方：① 常食大豆和大白菜。② 多食亚麻。③ 多食富含胡萝卜素的食物，必须用油炒食，因为胡萝卜素不溶于水。

药理：大豆含有的植物性雌激素能有效地抑制人体内雌激素的产生，而雌激素过高乃是引发乳腺癌的主要原因之一。实验证明，常吃豆粉的一组老鼠患乳腺癌比例较未吃者低 70%。此外，大白菜含一种叫做吲哚 -3- 甲醇的化合物，能使体内一种重要的酶数量增加，帮助分解过多的雌激素而阻止乳癌发生。亚麻包含了植物雌激素，能有效地降低体内雌激素的负面影响。亚麻谷物是个不错的选择，或选择 2 汤匙的亚麻籽油调匀。研究表明，类胡萝卜素可以增强细胞间的信息传递，能够借助恢复细胞间的联系而终止癌细胞生长，有效地阻止癌症的扩展。

现代都市生活节奏日益加快，女性面对着生活、工作的重重压力，随之而来的负面效应就是对健康状况的忽视。乳腺癌——这种女性最常见的恶性肿瘤在全世界的发病率逐年上升。在美国为女性恶性肿瘤发病率的首位，占女性恶性肿瘤发病率的 26%，而占死亡率的 18%。据不完全统计，中国 1980 年乳腺癌的发病数为 30900 人，占恶性肿瘤发病率的第 9 位，而 1985 年上升为第 7 位，发病人数增加一倍，在北京、上海、天津等医疗条件较好的大城市中其发病率、死亡率都有明显增加。由于乳腺组织位于体表，所以很容易通过自我查体而及早发现其异常改变。

流行病学调查发现，5%~10%的乳腺癌是家族性的。如有一位近亲患乳腺癌，则患病的危险性增加 1.5~3 倍；如有两位近亲患乳腺癌，则患病率将增加 7 倍。发病的年龄越轻，亲属中患乳腺癌的危险越大。由此可以证明，乳腺癌有明显的家族遗传倾向。

现代医学证明乳腺癌有家族史，也称家族性癌，临床已证实，乳腺癌患者女性家庭中有外祖母或母亲、姐妹等患乳腺癌，这符合常染色体显性遗传，是一种部位特异性遗传类型。这里提醒患有乳腺增生或纤维瘤的患者，应该警觉并积极治疗，防止患乳腺癌，以及遗传给本人，再遗传给子女的恶性循环现象发生，因为乳腺癌高危家族中易患基因突变。

乳腺癌是乳房腺上皮细胞在多种致癌因子的作用下，发生了基因突变，致使细胞增生失控。由于癌细胞的生物行为发生了改变，呈现出无序、无限制的恶性增生。它的组织学表现形式是大量的幼稚化的癌细胞无限增殖和无序状地拥挤成团，挤压并侵蚀破坏周围的正常组织，破坏乳房的正常组织结构。

乳腺癌的病因还没有完全明确，但不育、生育次数少、第一胎足月产年龄晚、初潮年龄早、良性乳腺疾病史、乳腺癌家族史、口服避孕药、放射线暴露等因素已经被确认与乳腺癌有关。长期的饮食结构、生活习惯等因素造成体质过度酸化，人体整体的机能下降，引起肾虚，肝肾同源，肾虚肝亦虚，进而引起上焦代谢循环变慢，造成甲状腺疾病和内分泌失调、免疫功能下降，从而发展为乳腺组织异常增生，终致癌变。

乳癌发病率虽高，但也是可以预防的，只要积极治疗乳腺增生，注意膳食，就会减少乳癌的威胁。所谓提前预防胜于治疗，现在就推荐几种可以降低患乳腺癌的食谱。

大豆+大白菜：大豆含有的植物性雌激素能有效地抑制人体内雌激素的产生，而雌激素过高乃是引发乳腺癌的主要原因之一。实验证明，常吃豆粉的一组老鼠患乳腺癌比例较未吃者低70%。此外，大白菜含一种叫做吲哚-3-甲醇的化合物，能使体内一种重要的酶数量增加，帮助分解过多的雌激素而阻止乳癌发生。

亚麻：亚麻包含了植物雌激素，能有效地降低体内雌激素的负面影响。亚麻谷物是个不错的选择，或选择2汤匙的亚麻籽油调匀。

胡萝卜素：研究表明，类胡萝卜素可以增强细胞间的信息传递，能够借助恢复细胞间的联系而终止癌细胞生长，有效地阻止癌症的扩展。β-胡萝卜素是人体所必需的维生素A的主要来源。在人体中，β-胡萝卜素转化为维生素A，以满足人体需要。虽然大剂量维生素A的吸收会引起中毒，但是从天然食物中大量吸收β-胡萝卜素含量高的食品是安全的，像螺旋藻的β-胡萝卜素含量是其他食品（包括胡萝卜）的10倍以上。100多例动物试验证明，维生素A和β-胡萝卜素可以抑制各种癌症和肿瘤的发展，许多人体流行病学的研究表明，吸收大量维生素A可以防治癌症，更深入的研究工作发现，起作用的是β-胡萝卜素而不是动物食品中的维生素A。研究指出，吸烟之所以容易导致肺癌，不仅是因为烟中有致癌物质，而且还由于人们在吸烟时，抑制了β-胡萝卜素的作用。血清中的β-胡萝卜素和维生素A含量越少，肺癌的发病率越高。β-胡萝卜素不仅是维生素A的来源，而且它还有维生素A所没有的一些功能。β-胡萝卜素可降低肺癌发病率，防止动物化学诱导的肿瘤，防止癌症前期的染色体损伤和增强免疫能力。β-胡萝卜素是最有效抑制自由基活性的物质之一，这种自由基损伤细胞从而导致癌症。自由基是失去一个电子的分子集团。过多的自由基是由于环境污染、有毒的化学物质、药品、机械或精神上的打击等引起的。β-胡萝卜素则抑制了自由基在人体内的活性。一般蔬菜里都含β-胡萝卜素，当然，胡萝卜的含量最高，需要注意的是，β-胡萝卜素不溶于水，这也就意味着必须用食用油炒食才能被更好地吸收。因此，西方人喜欢生吃蔬菜不见得健康。常食含 β-胡萝卜素的食物，可以预防各种癌症。

此外，美国华盛顿大学的一项最新研究表明，女孩从发育阶段（12 岁）起多运动，可以有效预防成年后乳腺癌的发生。研究人员对 65000 名年龄在 24~42 岁的护士进行了调查，内容主要为她们 12 岁以后的运动情况。在长达 6 年的调查中，有 550 名女性在更年期前被确诊为乳腺癌。

如果女性在青春期及刚成年后多运动，她们在更年期患乳腺癌的概率比那些久坐不爱运动的女性要低 23%。其中，患乳腺癌风险最低的女性，平均每周运动时间为 3 小时 15 分钟，运动方式以跑步为主。中年女性在更年期过后多运动，可以减少乳腺癌的发病概率。另外，12~22 岁是女性运动效果最佳时间段，建议女性锻炼时采取跑步、走路等多种方式。每天戴胸罩 12 小时以上的妇女比短时间或者根本不戴胸罩的妇女患乳腺癌的概率高出 21 倍。那些晚上也不摘下胸罩的妇女，患乳腺癌的概率则要高出 100 多倍。因为胸罩卡紧胸部会影响乳房部分淋巴液的正常流通，会使乳腺的正常细胞发生癌变。

红酒煮苹果，痛经不再有

症状：痛经

妙方：苹果 400 克，红酒适量。苹果去皮，用刀切成月牙状。把苹果放入奶锅里，倒入红酒没过苹果，用中火炖煮 15 分钟，关火，苹果在红酒中浸泡两个小时后，即可食用。如果喜欢可以加糖和蜂蜜，可以当做甜点来吃。此方活血化瘀，对女性痛经有疗效。

药理：医学研究表明，红酒能通经活络，扩张血管，使平滑肌松弛，缓解痛经。苹果含有多种维生素和酸类物质。1个苹果中含有类黄酮30毫克以上，含有15%的碳水化合物及果胶，维生素A、维生素C、维生素E及钾和抗氧化剂等含量也很丰富。有研究提示：生物类黄酮可调节血脂，降低血液黏稠度，改善血清脂质；扩张血管，解除痉挛；苹果含有的糖和锂、溴锌、镁等元素，是有效镇静的安眠药。

“经行腹痛”中医称之为“痛经”。痛经并不是每个女人都会有的，而且痛经的程度也不尽相同。痛经的发生率最高统计数也只有百分之七八十，这当中还分原发痛经与继发痛经。

原发痛经就是指那些“没有来由”的痛经。身体检查很正常，就是来月经时会痛，这种痛多数是由前列腺素引起的。

女人来月经时，在雌激素的作用下子宫内膜会增厚，在这个增厚的过程中会产生前列腺素。其实，前列腺素并不是前列腺分泌的，也不是一种激素，由包括子宫在内的多个器官共同分泌的分子化合物，有平滑肌收缩的功能。当前列腺素被脱落的子宫内膜细胞释放出来时，就会引起子宫的收缩，从而导致痛经。前列腺素不仅对子宫有影响，还可以作用于肠道，导致腹泻，所以有些人在来月经时总会拉肚子，就是这个道理。

还有些人在经期容易头痛、胃胀、腹胀、乳房胀痛等，一方面是月经期间整个盆腔充血，导致腹胀，另一方面跟经期水肿也有很大关系。经期出现的“水钠潴留”现象会导致体液增多，从而引起全身症状。另外，还有的人是因为对激素不耐受，也会引起全身不适。

那么，如何彻底告别这些烦恼呢？医学研究表明，红酒能通经活络。如气滞血淤型痛经病人适量饮点红酒能疏通经络，扩张血管，使平滑肌松弛，缓解痛经；气血亏虚型，中医认为甘温能补能缓，因红酒辛甘性温，有温阳补血，缓急止痛的功效，对寒湿凝滞的痛经症，可以起到散寒祛湿、活血通经的作用。

苹果含有多种维生素和酸类物质。1 个苹果中含有类黄酮 30 毫克以上，含有 15%的碳水化合物及果胶，维生素 A、维生素 C、维生素 E 及钾和抗氧化剂等含量也很丰富。有研究提示：生物类黄酮可调节血脂，降低血液黏稠度，改善血清脂质，扩张血管，解除痉挛。苹果含有的糖和锂、溴锌、镁等元素，是有效镇静的安眠药。

红酒炖苹果的做法：苹果（400 克）去皮，用刀切成月牙状。把苹果放入奶锅里，倒入红酒没过苹果，用中火炖煮 15 分钟，关火，苹果在红酒中浸泡两个小时后，即可食用。

对于那些不想喝酒的女性，可以选择在小腹上拔罐的方法，也会起到活血化瘀的作用。但效果不如喝红酒，有心的朋友可以两种方法相结合，效果会更好。红酒不仅舒筋活络，还能美颜，让所有爱美女子青春永驻。

用电吹风治痛经发作，其原理源于中医学的艾灸条熏烤法。中医认为，原发性痛经主要是寒湿凝滞、气滞血淤、经行不畅而导致的。痛经发作时，会出现小腹冷痛，严重者甚至会四肢发冷、面色苍白等。这些都是明显的“寒”性症状。而中医的治疗原则是“寒者温之”，所以用温热的艾灸条熏烤腹部，能对痛经起到很好的疗效。如果单纯用电吹风暖腹效果不够好的话，还可以服用维生素 E。近年来的许多研究表明，子宫内膜和血中前列腺素含量增高是造成痛经的决定因素。研究表明月经血具有刺激平滑肌作用，并且从经血中找到有活性的脂类物质即前列腺素，并测知子宫内膜中前列腺素含量最高，它作用于子宫肌层，使肌纤维收缩。正常妇女子宫内膜中前列腺素含量约为 395~435ng / L、再严重痛经患者，可上升到 7000ng / L。在月经周期中，无论是增生期还是分泌期，都可以从子宫内膜中找到前列腺素 E2，和 F2a，分泌期含量更多。原发性痛经妇女的经血中前列腺素 F2a 比正常人高，其代谢产物也比正常人多。两种前列腺素对子宫的作用不同，前列腺素 F2a 能刺激经前子宫肌层，使其收缩，以致子宫张力升高；前列腺素 E2 能抑制子宫收缩，使子宫颈松弛。当前列腺素 F2a 增加，前列腺素 E2 下降时，疼痛加剧。正常妇女月经第一天时前列腺素 F2a 平均为 1.22pmol / L，痛经患者前列腺京 F2a 平均高达 4.60pmo / L，但同一妇女在不同月的月经周期中前列腺素含量可以不一致，其含量的高低与痛经的强度有一定关系。月经来潮前，子宫内膜中前列腺素经过子宫肌肉与阴道壁的血管、淋巴被吸收进血液循环后，还可引起胃肠道平滑肌收缩，产生恶心、呕吐、腹泻等症状。随着子宫内膜脱落，部分前列腺素 F2a 被排出体外，部分进入血液循环的前列腺素 F2a 也被器官吸收和破坏，因此痛经经常维持数小时后，逐渐减轻至消失。不良前列腺素在体内合成、产生，需要磷脂酶 A2 和环氧化酶进行加工；维生素 E 恰恰能够抑制这两种酶的活性，减少不良前列腺素的产生，降低其含量，从而防止痛经。

三个老偏方，对治疗女性尿道炎有妙用

症状：女性尿道炎

妙方：①用淡竹叶 10 克，鲜芦根 50 克，野菊花 10 克。水煎服，20 天为一疗程。②取冬苋菜籽或根、生甘草各 10 克。水煎服用。③取通草 30 克，鱼腥草 30 克。代茶饮，不拘次数。

药理：女性尿道炎常见症状有白带增多、外阴微痒、尿轻微灼热、尿道口轻微不适、长时间未发现者可出现双下腹隐痛（与月经周期无关）、月经紊乱等症状。很多妇女都以为女性尿道炎是妇科病，其实是非常错误的。以上三方对女性尿道炎有非常好的疗效，如有不适请积极治疗。

尿道炎的典型症状分为淋菌性尿道炎和非淋菌性尿道炎。淋菌性尿道炎常发生尿频、尿急、尿痛、阴道分泌物异常或增多、外阴刺痒及烧灼感，偶有下腹及腰痛、月经不规则。非淋菌病尿道炎由多种病原体引起，除有尿道炎症外，还常有宫颈炎等生殖系统炎症发生。

在日常生活中，若发现尿液颜色明显变化，不必过于紧张，也不可不提高警惕。可参照以下所述，根据尿液颜色，结合自身用药、饮食等情况进行分析判断，并到医院进行尿常规检查，待查明原因后应及时治疗。

每年春季过后，气温改变，湿度增加，适宜细菌滋生繁殖，女性的生殖健康尤其在春季非常容易受到威胁。这正是女性尿道炎发病的高峰期。因为女性尿道较短，尿道口又在会阴部附近，使细菌容易侵入尿道；加上春季气温通常可达20℃以上，人体出汗多，女性的外阴部汗腺又特别丰富，如果护理不当，容易使外阴局部长时间潮湿。此时细菌繁殖得会特别快，引起尿道发炎，出现尿频、尿急、尿痛，严重者还会出现畏寒、发烧等症状。

不过，尿道炎是可以预防的。在大量出汗以后，女性要补充足量的水分，以免因饮水不足造成尿量少而浓，以致不能及时把细菌等有害物质排出体外。此外，内裤不宜过小或太紧，也不宜穿化纤织品的内裤。内裤的面料应以吸湿性、透气性均好的棉、麻织品为佳，每天换洗后应晾在通风透气和太阳可以晒到的地方。大便后卫生纸应由前向后抹拭，以免污染尿道。少用碱性清洗液，以免破坏女性阴道内弱酸性环境，降低对细菌的防御能力。

热毛巾加维生素 B_6，经期乳房不再胀痛

症状：经期乳房胀痛

妙方：用毛巾汲热水敷乳房，同时，补充维生素 B_6。

药理：通过局部热疗，起到加速循环、减轻水肿的作用。同时维生素 B_6 具有缓减疼痛的效果。

经行乳房胀痛是指每值经前或经期乳房肿胀，甚则胀满疼痛，或伴有乳头痒痛。月经过后胀痛大多消失，至下次月经前或月经期又重新发作。本病多见于青壮年妇女，为妇科常见病。严重者还可以引起月经失调或婚后迟迟不孕，会严重影响青年妇女的身心健康。因此，重视经行乳房胀痛的治疗十分必要。现将中医对经行乳房胀痛的认识过程进行总结归纳，便于深刻地了解该病，以提高中医的临床疗效。

在整个月经周期中，女性体内的性激素发生着周期性的变化。在月经的前半周期，受卵泡刺激素（FSH）的影响，卵泡逐渐趋于成熟，雌激素水平随之升高，乳腺出现增殖样的变化。这时，便表现为乳腺导管伸展、上皮增生、腺泡变大、腺管管腔扩张，导致导管周组织水肿，局部组织充血，因而在这个时期乳房会明显发胀甚至疼痛。

特别是月经来潮前 3~4 天，小叶内导管上皮细胞肥大，叶间和末梢导管内分泌物明显增多，因此许多女性在月经前会感到乳房发胀、变大、紧张而坚实，甚至有不同程度的疼痛和触痛，有时还可触及肿块。

月经来潮之后，体内的雌激素和孕激素水平迅速降低，雌激素对乳腺的刺激减弱，乳腺导管上皮细胞分泌明显减少，细胞开始萎缩、脱落，水肿自然消退，乳腺小叶及腺泡的体积缩小，乳房由此变小变软，疼痛和触痛便会逐步消失。

这里推荐热敷法，就是用毛巾汲热水敷乳房，同时，补充维生素 B_6。药理在于通过局部热疗，起到加速循环、减轻水肿的作用，同时维生素 B_6 具有缓减疼痛的效果。

中医学说认为，女性乳房属足厥阴肝经，通过冲、任、督三脉与子宫相联系。所以如果肝经发生问题，就会在以上部位有所反应。

女性最容易发生的与足厥阴肝经有联系的就是肝郁气滞。肝郁气滞具体的表现为烦躁、抑郁、两胁胀满等，郁久化热就会导致心烦急躁、易怒、口干、头疼等。如果肝经气郁不舒时间过久，就容易使足厥阴肝经所过的部位出现病理改变。于是乳腺增生、子宫肌瘤就会随之产生。通俗地说，就是肝郁气滞容易导致乳房胀痛、子宫肌瘤、乳腺增生等疾病。而乳房胀痛常常是最先出现的症状，如果不加以治疗，日后就很可能引发子宫肌瘤、乳腺增生以及妇科肿瘤等严重的妇科疾病，到那时，治疗起来就比较困难了。

通过以上介绍，我们了解了乳房胀痛的潜在危险，那么应该如何避免和治疗乳房胀痛呢？首先谈预防。中医有句老话“药补不如食补，食补不如神补”。这句话着重强调了调神的重要性。也就是说，在日常生活中要保持开朗乐观的心态，不生气、不着急、不上火，心平气和地处理事情，这就能有效预防肝郁气滞的发生，也就预防了乳房胀痛的发生。一旦出现了乳房胀痛，如果调神无效，就有必要用药物来纠偏了。如果症状比较轻，且伴有情志抑郁、胸胁或少腹胀闷窜痛等症状，可以用加味逍遥丸来治疗。服用方法是经前 7 天每天服用。如果两个月经周期后症状仍然没有缓解，就应该去医院就诊，让中医大夫进行有针对性的个体化治疗。如果药证相符，症状很快就会消失。治愈了肝郁气滞导致的乳房胀痛，也就避免了肝郁气滞导致的子宫肌瘤、乳腺增生以及妇科肿瘤的发生。

当然，预防胜于治疗，不仅要从调神上避免肝郁气滞，而且饮食、起居等方面都要格外注意。饮食宜清淡，起居宜有常，避免熬夜等不良生活习惯。从多方面着手斩断肝郁气滞的源头，女性朋友们就可以安享美好时光了。

经水多经期长　艾灸隐白穴

症状：经水多，经期长

妙方：点燃艾条，对准隐白穴艾灸 20 分钟，每天至少 1 次，7 天为一个疗程。

药理：月经过多、淋漓不尽是由于冲任不固、脏腑功能失调所致，治疗应着重补肝、健脾、益肾，调理冲任。其中健脾最为重要。脾为生化之源，统领诸经之血。如脾虚不能摄血，失其所统血不循经，则错经妄行，就会表现为月经过多、淋漓不尽。隐白属足太阴脾经之井穴，有健脾通血、补中益气之效。所以针灸隐白在崩漏的治疗上有重要意义。

中医认为，经水多主要是因为气血失调，冲任损伤，不能固摄经血，或因饮食劳倦，或思虑过度，伤及脾胃，导致脾虚气弱，中气虚衰，以致统摄无权，冲任不固所致。脾不统血导致的经水过多，就如同河堤没有夯实，水大量外溢。而隐白穴是脾经的井穴，河堤的堤土不牢固，只要在河堤的附近种上一些草皮或树木，以木克制土，水不流失，病状自然就止住了。脾的功能是统摄血液在经脉中运行、防止血液溢出经脉之外的，但是一旦脾出了问题，失去统摄的能力，就会出现崩漏、血便、血尿、皮肤发青、十二指肠溃疡等症。

有很多女性患者，在一段时间内每次的月经量都比较多，而且来势也很迅猛。去医院进行身体检查，检查的结果是没有其他病变，只是经水过多。遇到这种情况，就可以选择艾灸隐白穴。具体做法是：先将准备好的艾条的一头点燃，然后悬于一侧隐白穴上 1 厘米处，每次熏灸 20 分钟左右，直至隐白穴周围皮肤转红有热感为止。先灸一侧穴位，然后再灸另一侧穴位，每天灸 3~ 4 次，待出血停止后可再继续灸 1~2 天，使疗效更为巩固。

隐白穴治疗月经过多、淋漓不尽有着悠久的历史，如《扁鹊神应针灸玉龙经》中即记载：“隐白穴……月经不止，血崩。”《神应经》记载道：“月事不止，刺之立愈。”《医学纲目》亦说：“妇人下血不止，取隐白五分灸之。”《保命集》中指出“崩漏症宜灸隐白”。从中医医理来说，月经过多、淋漓不尽是由于冲任不固、脏腑功能失调所致，治疗应着重补肝、健脾、益肾，调理冲任。其中健脾最为重要。脾为生化之源，统领诸经之血。如脾虚不能摄血，失其所统、血不循经，则错经妄行，就会表现为月经过多、淋漓不尽。隐白属足太阴脾经之井穴，有健脾通血、补中益气之效。所以针灸隐白在崩漏的治疗上有重要意义。

现代的临床实践则发现，艾灸隐白穴对于引起月经过多、淋漓不尽的多种原因（如功能性子宫出血、女性生殖器炎症、肿瘤等引起的阴道出血），均有较好的治疗价值。虽然其机制尚不太清楚，但疗效却已经在临床得到了反复验证。

中药汤洗一洗，私处更清爽

症状：细菌、真菌、滴虫、病毒感染引起的外阴瘙痒、白带异常

妙方：苦参、大黄、蛇床子、地肤子各30克，薄荷10克，先用冷水泡半小时，然后用文火煎汤至剩余汤液约500毫升；冲洗下阴处、阴道处，尤其阴道深处应注意冲洗，坚持使用1周。

药理：妙方中的几种药材可同时杀死各种类型的病原体。比如要杀滴虫的话，就用蛇床子，因为它是滴虫的克星，而且在短时间内就会将所有滴虫彻底杀死；要杀真菌的话，苦参是最佳选择，包括白念珠菌在内的各种真菌，没有一个是它的对手。再看大黄，它是负责杀死病毒的，是治疗病毒疾病的“上品”，不仅如此，它还能帮助杀死真菌与滴虫。还有薄荷，也是杀死病毒与真菌的好手。

一到夏季，很多女性因外阴瘙痒，白带异常增多（呈豆腐渣样或乳凝块状）而坐卧不安，有的甚至伴有外阴疼痛、灼烧感，以及小便和性交痛等，严重影响了生活质量。

实际上，几乎每个人体内都有念珠菌，一般情况下，不会对身体造成危害。但当阴道内自然环境受到外界不同情况的各种压力而发生变化时，念珠菌就会异常增多而引起阴道炎。其实外阴阴道念珠菌病是一种很常见的妇科疾病，75%的

妇女一生中至少患一次此病，只要正确诊断并及时治疗，就可以早日康复。

有些女性为了快速缓解外阴不适而使用洗剂，但发现洗过之后症状并未减轻；还有的女性认为这是妇科炎症，所以会选择口服消炎药，但口服药通过血液吸收作用到阴道局部的过程长，所以症状不会很快得到缓解，而且伤胃。其实，通过阴道内局部给药，直接作用于阴道深处，针对病灶充分杀菌，才能快速有效治疗阴道炎。

凡是看妇科病出名的老中医，想必都知道一个妙方，那就是治疗女性外阴瘙痒和白带异常的妙方。很多朋友服用西药后容易产生副作用，不妨试试下面这个方子。

一般情况下，患者不是受真菌感染就是受滴虫感染，还有细菌与病毒交叉感染，而中医里的这个妙方正是我们所谓的万能方，可同时杀死各种类型的病原体。比如要杀滴虫的话，就用蛇床子，因为它是滴虫的克星，而且在短时间内就会将所有滴虫彻底杀死；要杀真菌的话，苦参是最佳选择，包括白念珠菌在内的各种真菌，没有一个是它的对手。

再看大黄，它是负责杀死病毒的，是治疗病毒疾病的“上品”，不仅如此，它还能帮助杀死真菌与滴虫。薄荷也是杀死病毒与真菌的好手。为什么许多脚气患者在洗完脚后会将牙膏敷在脚趾间，原因就是脚气由真菌感染而成，牙膏中的薄荷正好能抑制真菌再生。

总之，了解了以上这几味药，不管你患的是何种外阴瘙痒和白带异常，都不用担心，尝试使用一下，保证还你一个清新健康的私处。

另外，还可以考虑用花椒水治疗。花椒水有消炎的作用。药理抑菌试验表明：花椒对炭疽杆菌、溶血性链球菌、白喉杆菌、肺炎双球菌、金黄色葡萄球菌、柠檬色及白色葡萄球菌、枯草杆菌等 10 种革兰氏阳性菌，以及大肠杆菌、宋内氏痢疾杆菌、变形杆菌、伤寒及副伤寒杆菌、绿脓杆菌、霍乱弧菌等肠内致病菌均有明显的抑制作用。具体做法是：花椒 10 克，加入 200 毫升水，加盖煮沸后改小火煮 10 分钟，待水温凉后，采用坐浴的方法治疗。

雌激素偏高不可小觑，豆制品来平衡

症状：雌激素偏高

妙方：多食大豆及豆制品。

药理：研究发现，大豆异黄酮能够选择性地和雌性激素受体结合，与脑、前列腺、膀胱、心血管、骨组织等受体亲和力强，与子宫、卵巢、乳腺的亲和力弱，从而有效避免了补充雌性激素可能引发的癌症风险。

雌激素是一种女性激素，由卵巢和胎盘产生。肾上腺皮质也产生少数雌激素。女孩进入青春期后，卵巢开始分泌雌激素，以促进阴道、子宫、输卵管和卵巢本身的发育，同时子宫内膜增生而产生月经。雌激素还能促使皮下脂肪富集，体态丰满；乳腺增生，乳头、乳晕颜色变深，并产生性欲；促使体内钠和水的潴留，骨中钙的沉积等。不论来源如何，凡具有动情素作用的物质均称为雌激素。

雌激素对于女性的身体健康，尤其是女性生理系统的健康，有着非常重要的作用。现在医学研究表明，无排卵或者黄体功能不良者，一般没有孕激素分泌或者孕激素分泌不足，使子宫内膜持续受雌激素刺激，长期处于增生状态，增加了发生子宫内膜癌的危险，也构成了子宫癌的病因。

常见子宫癌的病因有哪些？雌激素的生理作用之一，是令子宫内膜的上皮细胞增生；雌激素的上述作用会被孕激素所消除，令内膜定期脱落，对子宫内膜起保护作用。所以，子宫癌的发生，雌激素水平过高首先与之相关，也可以说与孕激素水平不足有关。

临床医学表明，雌激素偏高比雌激素偏低更加可怕。由于脂肪过多，会增加雌激素的储存，也会让雄激素更多地转化为雌激素，从而导致体内雌激素水平升高，作用时间延长。而糖尿病、高血压与子宫内膜癌虽然没有直接关系，但往往合并雌、孕激素分泌异常，这将导致子宫内膜长期受雌激素的持续作用，容易发生癌变。

过早初潮者，子宫内膜癌的发生率较后初潮者多得多；而子宫内膜癌患者的绝经年龄也会较正常妇女迟很久，因为上述两种情况均延长了雌激素的作用时间。直接促使雌激素成为子宫癌的病因之一。某些卵巢肿瘤自身可以分泌较高水平的雌激素，也增加了子宫内膜癌的发生危险。

医学实践证明，大豆和豆制品对抑制女性身体雌激素偏高有非常好的效果。大豆蛋白和动物蛋白中质量最好的鸡蛋清蛋白一样，是最优的蛋白质。国内外20多年大量研究发现，大豆蛋白对心血管疾病、冠状动脉硬化、骨质疏松、更年期综合征、癌症、2型糖尿病、肾功能衰竭等都能起到明显的预防保健效果。每天食用25克大豆蛋白（相当于吃半斤豆腐），能够降低血液中胆固醇的含量，降低心血管病的发病率。

大豆中的大豆异黄酮和雌性激素的分子结构比较相似，能起到雌性激素的作用，同时，它又没有雌性激素的副作用。大豆的生物活性特点是双向调节激素活性，对于雌性激素水平高的，可以抑制，对于雌性激素水平低的，可以促进。大豆异黄酮有预防骨质疏松的作用，尤其对女性闭经后的骨质疏松，效果更为显著，它能够大大减轻女性更年期的症状。

研究发现，大豆异黄酮能够选择性地和雌性激素受体结合，与脑、前列腺、膀胱、心血管、骨组织等受体亲和力强，与子宫、卵巢、乳腺的亲和力弱，从而有效避免了补充雌性激素可能引发的癌症风险。世界卫生组织提供了42个国家在1985~1989年的5年内，各种食品与前列腺癌等癌症的关系，结果表明，大豆吃得多，癌症发病率低。而且大豆食品能够降低很多癌症的发病率，包括乳腺癌、子宫颈癌、前列腺癌、结肠癌、肺癌等。大豆异黄酮还有利于心脏健康，可以降低人体中低密度脂蛋白的含量，软化血管，使之更有韧性。

不饱和脂肪酸更有利于保护心血管，维持人体健康。大豆类食品中的不饱和脂肪酸占较大比例，而豆腐、豆浆等豆制品中的胆固醇含量几乎为零。而且，大豆脂肪中的必需脂肪酸——亚油酸的含量高达 50%，其中含有 6%~12%的 α-亚麻酸，α-亚麻酸是与深海鱼油 EPA、DHA 有同样功能的 ω-3 型脂肪酸。

大豆卵磷脂能够保护血管，减低血液黏度，促进大脑活力，提高记忆力。

在推广豆腐产品时有很多误解，其中一个就是痛风病人不能吃。目前没有临床数据表明豆腐里面嘌呤含量高，痛风的人不能吃。日本的营养手册中对每百克食物中嘌呤含量分为四类：极多、多、少、极少，而豆腐、马铃薯、西红柿、萝卜等均属于极少类。

关于吃大豆影响生育的说法，也没有科学依据。虽然大豆异黄酮的分子结构与雌性激素很相似，但它们在人体内的作用却不完全相同。目前，有关大豆饮食与精子质量和数量的临床试验也表明，食用大豆与人类生育激素水平之间没有关系。中国人过去生育率高、人口多就是很好的证明。

还有人说吃豆腐容易得胆结石，对肾脏不好，这些都是误解，其实结石是一种代谢疾病，与是否吃豆腐无关。

最受女性欢迎的痛经偏方

症状：痛经

妙方：① 黑豆 60 克，鸡蛋 2 个，黄酒或米酒 100 毫升。将乌豆与鸡蛋加水同煮即可。具有调中、下气、止痛功能。适用于妇女气血虚弱型痛经，并有和血润肤功效。② 山楂肉 15 克，桂枝 5 克，红糖 30～50 克。将山楂肉、桂枝装入瓦煲内，加清水 2 碗，用文火煎剩 1 碗时，加入红糖，调匀，煮沸即可。具有温经通脉、化淤止痛功效。适用于妇女寒性痛经症及面色无华者。③ 姜枣红糖水：干姜、大枣、红糖各 30 克。将前两味洗净，干姜切片，大枣去核，加红糖煎。喝汤，吃大枣。具有温经散寒功效。适用于寒性痛经及黄褐斑。

药理：痛经是指经期前后或行经期间，出现下腹部痉挛性疼痛，并有全身不适，严重影响日常生活。疼痛蔓延至骶腰背部，甚至涉及大腿及足部，以上三方对缓解冬季女性痛经所带来的乳房胀痛、肛门坠胀、胸闷烦躁、悲伤易怒、心惊失眠、头痛头晕、恶心呕吐、痛经、胃痛腹泻、倦怠乏力、面色苍白、四肢冰凉、冷汗淋漓、虚脱昏厥等症状，有温经通脉化瘀止痛的功效。

痛经是女性朋友常见的症状，痛经患者在秋冬两个季节更要加倍注意，为日后的身体做好健康储备。对于女性来说，月经是特有的生理现象。健康女性平均一生会有 400 次月经，按照每次 5 天来算，她们一生中有五年半的时间是在生理期度过的，但在这些日子里，超过八成的女性会受到痛经的困扰。痛经现象十分广泛，近些年，我国痛经发病率不断上升，大概是 10 年前的 2~3 倍。妇科疾病专家指出，秋冬是痛经症状最严重的两个季节，痛经患者在这两个季节更要倍加注意，为日后的身体做好健康储备。

女性朋友必须懂得痛经是个长期伴随左右的症状，每次经期和日常生活中需要呵护身体，方能为以后的健康体魄打好基础。防护工作不可少。女性的腰部纤细迷人，但它不仅是风景，也是一处健康敏感区。冬季若经常穿低腰裤，腰部就容易受凉，下半身就容易着凉，会直接导致女性宫寒。女性宫寒就会造成手脚冰凉、痛经等症状。

下半身着凉直接导致女性宫寒，除了手脚冰凉、痛经外，还会造成性欲淡薄，缺乏欲望。宫寒造成的淤血，导致白带增多，阴道内卫生环境下降，从而引发痛经、盆腔炎、子宫内膜异位症等。因此做好腹部的保暖工作，女性就可以避免许多妇科疾病。

此外，下半身缺乏运动会导致盆腔淤血，导致痛经加重，同时对心脏和血管也没有好处，还会导致女性乳房下垂。另外，女性阴部常年湿润，如果能充分地通风透气也能减少患上妇科病的概率。私处湿气太大，容易导致霉菌性阴道炎引发女性痛经，所以要尽量少使用不透气的卫生护垫。

饮食上一定要当个“杂食动物”，每天四种以上水果和蔬菜，每星期吃两次鱼，另外在早餐时摄取各类谷物和奶制品，适当补充纤维素、叶酸、维生素C和维生素E。月经期禁食腥冷辛辣等刺激食物，均可有效预防痛经。

另外，痛经者要注意经期保证充足的睡眠，可照常工作与劳动，但要禁止剧烈运动，如打球、游泳、赛跑、扛挑重物等，以免经血过多或闭止不潮，致气血损耗或气血运行不畅，使痛经反复发作。白领女性中经行腹痛者，不可长期以一种坐姿伏案电脑旁，应适当走动，使气血畅通。

月经紊乱，艾灸加姜蒜

症状：月经紊乱

妙方：艾灸。将艾炷放于姜片、蒜片上灸疗，被称为“隔蒜灸”“隔姜灸”，这种灸法一方面不会伤及皮肤，另一方面也可以发挥蒜和姜的药用功效，增加保健的作用。也可用“悬提灸”，把艾条点燃在身体不适的部位上方2~3厘米处轻绕圈子。此外，还可以直接购买一个艾灸器。只有在遇到了一些非常顽固的病症时，才在专业医师的指导下进行“直接灸”。

药理：艾灸保健，对女性朋友出现的身体乏力、月经紊乱、关节酸痛、连续感冒等虚寒症状，具有很好的调理作用。其操作方法方便、简单，适合家庭养生保健之用。身体较为虚弱的人可以在肚脐以下、丹田部位进行艾灸，长期坚持可以收到很好的强身健体和抗衰老的效果。月经不调可以在关元穴（位于脐下3寸处）、三阴交（在小腿内侧，当足内踝尖上3寸，胫骨内侧缘后方）进行艾灸。腰背酸软从双手背在身后所接触的腰背部位置，就是重点灸疗位置。艾灸风池穴（后颈部，后头骨下，两条大筋外缘陷窝中）以及大椎穴（位于第七颈椎棘突下，两肩峰连线的中点），可以迅速缓解颈椎不适带来的肩部紧张、手麻头昏等症状。连续艾灸肚脐两侧两指宽的地方，可止泻。灸鼻翼两侧的鼻沟以及虎口处，可迅速减轻症状。腿软无力可以持续艾灸膝关节的凹陷处，能收到不错的效果。

艾，为菊科多年生灌木状草本植物艾的叶片，春夏花未开时采摘，晒干或阴干。我国民间自古就有“端午采艾，悬门户上，以禳毒气”的习俗。

中医认为，艾性味苦、辛、温，入肝、脾、肾经，有温经止血，散寒止痛、祛风止痒之功效，适用于虚寒腹痛、崩漏下血、月经不调、经行腹痛、带下病及皮肤湿疹瘙痒等，用艾制成各种艾条烧灸等，可使热气内达而温通气血，透达经络，治疗各种寒痛症。常言道：“居家常备艾，老少无疾患。”说明居家备艾对维护身体健康大有裨益。冬季寒风习习，门窗紧闭，空气对流少，是多种上呼吸道疾病的好发时节，而常用艾熏蒸居室，可有效地预防流感等呼吸道传染病的发生，维护人体健康。

研究发现，艾叶熏蒸是对居室进行消毒杀菌的好方法。实验证明，每平方米用艾叶 1~5 克烟熏 30~60 分钟，对金黄色葡萄球菌、乙型溶血性链球菌、大肠杆菌、白喉杆菌、伤寒及副伤寒杆菌、结核分枝杆菌、绿脓杆菌等有不同程度的杀灭作用；对腺病毒、鼻病毒、流感病毒、疱疹病毒等也有一定的抑制作用。此外，艾熏尚有一定的对抗肺炎支原体作用，并可显著提高鼻分泌物中非特异性免疫球蛋白 A 的含量，增强人体免疫能力。

实践证明，一般以艾叶每月烟熏 1~2 次，在流感流行季节，每周烟熏 1~2 次，能使各种常见致病菌、病毒及真菌的数量显著减少，从而有效地预防各种呼吸道传染病。

艾叶气味清香，用其水浸剂或艾叶油外涂皮肤或嗅闻，除具有抗菌、抗病毒作用外，对呼吸道还具有平喘、镇咳、祛痰、消炎及抗过敏等作用。学会使用艾条艾灸、艾叶烟熏，可净化空气，防病健身，有利于合家安康。

第七章

女人心理养生妙方

女性抑郁，寻找快乐加食疗

症状： 抑郁

妙方： 鲜玫瑰花50克（或干品15克），羊心50克，食盐5克。将鲜玫瑰花放入小锅内，加入食盐，煎煮10分钟，待冷备用。羊心洗净，切成长5厘米、宽3厘米、厚约1厘米的小块，串在烧烤签上，边烤边蘸玫瑰盐水，反复在明火上烤炙，烤熟即可。

药理： 中医学认为，羊心有解郁、补心的功效，所以，在这里羊心主要是用来补人心的，此方对女性忧郁有非常好的效果。

抑郁通过食疗可以获得一定的改善。这道疏肝解郁的美食——玫瑰花烤羊心，在治疗抑郁的食疗方中属上品。这是一道源于《饮膳正要》的药膳。中医里有句话叫“肝藏血，心行之”，什么意思呢？中医学认为，动物脏器是“血肉有情之品”，“以脏补脏”容易产生“同气相求”的效果。所以这里的羊心主要是用来补人心的。

中医认为，心与肝的关系密切，“肝藏血，心行之”，如果心血不充盈，或心运行气血功能失司，也即心具有“主血脉”的功能失常，就难以正常运行肝脏所藏之血，久而久之，使肝气郁结，变得急躁易怒。而经常愁眉不展，影响气血运行，难免心血不旺。正因为心与肝的关系异常密切，所以，人们常用“心肝”比喻最亲近、最疼爱的人。

当然，想要治疗和预防“抑郁”，除了食疗外，最重要的还是调整自己的心情。让自己快乐起来，什么抑郁情绪都会一扫而光。

快乐的心态能使人体神经系统的兴奋水平处于最佳状态，促进体内分泌出一些有益的激素、酶类和酰胆碱，把血液的流量、神经细胞的兴奋调节到最佳状态，提高机体的控病能力。在春天这个容易发病的季节，除了要调整和保持良好的生活习惯外，不妨给自己开一张“快乐处方”。切记在出门前对着镜子大声说：“我很美，我是最棒的！”出门时别忘了在温暖而充足的阳光里面带微笑。

每天适当参加一些力所能及的运动，比如快走、慢跑、散步、踢毽、体操等，坚持 1~2 个小时，可以排解阴霾的心情。如果有条件的话，建议你尝试一下冲浪运动，从冲浪板摔下来的刺激，可能远远超过四平八稳地站在冲浪板顺着海浪滑向陆地的感觉。不过不管成功或失败，只要抱着冲浪板走进海水，所有的烦恼都将被抛之脑后，而且这种快乐之情往往持续好几天，感觉犹如站在世界的顶峰，会充满征服高山大海的兴奋和骄傲。

有时候，吃也是一种快乐！吃一些“快乐食物”，保证能让你快乐起来。

深水鱼：有研究显示，全世界住在海边的人都比较快乐和健康。不仅因为大海让人神清气爽，最主要是他们常吃深海鱼。鱼油中的一种脂肪酸有抗忧郁作用，能阻断神经传导路径，增加血清素的分泌量，减轻心理焦虑。

香蕉：香蕉含有一种称为生物碱的物质，可以振奋精神和提高信心。而且香蕉是色氨酸和维生素 B_6 的超级来源，这些都可以帮助大脑制造血清素，减少忧郁。

葡萄柚：葡萄柚不但有浓郁的香味，更可以净化繁杂思绪，提神醒脑。至于葡萄柚所含的高量维生素 C，不仅可以维持红细胞的浓度，使身体产生抵抗力，而且也可以产生抗压力。

菠菜：菠菜除含有大量铁质外，更有人体所需的叶酸。人体如果缺乏叶酸会导致精神疾病，包括抑郁症和老年痴呆等。研究也发现，无法摄取足够叶酸的人，不仅入睡困难，还容易产生健忘和焦虑等症状。

樱桃：樱桃中有一种叫做花青素的物质，可以减少发炎，吃 20 粒樱桃比吃阿司匹林更有效。另有报道指出，长期面对电脑工作的人会有头痛、肌肉酸痛等毛病，也可以通过吃樱桃来改善状况。

南瓜：南瓜能制造好心情，是因为它们富含维生素 B_6 和铁，这两种营养素能帮助身体所储存的血糖转变成葡萄糖，葡萄糖正是脑部唯一的原料。

全麦面包：吃复合性的碳水化合物的食物，比如全麦面包、苏打饼干，它们所含有的硒等微量矿物质能提高情绪，其作用和抗抑郁药类似。

正因为失眠是导致抑郁的罪魁祸首，所以不少人为了治失眠，就吃各种镇静药。据了解，超过八成的失眠人群存在药物依赖性，多数是靠镇静药物。不过，失眠是由心理、疾病、药物、环境、体质五大因素引起的，一味靠镇静药物，只能适得其反。为此，专家建议，失眠人群应到医院失眠专科门诊就诊，寻求专业医生进行针对性治疗，千万不要滥用镇静药物。

即使你没有每天写日记的习惯，但只要准备一个小本（最好是卡通一点的），记下每天的快乐心情和使你快乐的人物和地点，不开心的时候就拿出来看看，留住生活中美好的时光，千万不要将不愉快的情绪留到明天。

辛苦工作后，利用短暂的休息时间，听听自己喜欢的音乐，好好地奖赏自己一番，陶醉在优美的音乐旋律中，就算只有短短的十分钟，也能帮你减轻疲劳，带给你意想不到的美妙感受。

链接——小测试

看到这么多抑郁的人，还有这么多抑郁的症状，是不是自己心里都觉得憋得慌？糟糕，不会是得了抑郁症吧？其实，抑郁症是可以自我诊断的，以下是美国心理治疗专家DavidD·Burns博士，设计出的一套很知名的忧郁症自我诊断表——“伯恩斯忧郁症清单”，简称BDC。你不妨饭后娱乐自己一下，虽然不能就此断定你是否得了抑郁症，但却可以帮助你了解一下自己的情绪和心理，看看你是一时的情绪低落还是真的有抑郁的趋势。

1. 悲伤：你是否一直感到伤心或悲哀？
2. 泄气：你是否感到前景渺茫？
3. 缺乏自尊：你是否觉得自己没有价值或自以为是一个失败者？
4. 自卑：你是否觉得力不从心或自叹比不上别人？
5. 内疚：你是否对任何事都自责？
6. 犹豫：你是否在作决定时犹豫不决？

7. 焦躁不安：这段时间你是否一直处于愤怒和不满状态？

8. 对生活丧失兴趣：你对事业、家庭、爱好或朋友是否丧失了兴趣？

9. 丧失动机：你是否感到一蹶不振，做事情毫无动力？

10. 自我印象可怜：你是否以为自己已衰老或失去魅力？

11. 食欲变化：你是否感到食欲缺乏？或情不自禁地暴饮暴食？

12. 睡眠变化：你是否患有失眠症？或整天感到体力不支，昏昏欲睡？

13. 丧失性欲：你是否丧失了“性”趣？

14. 臆想症：你是否经常担心自己的健康？

15. 自杀冲动：你是否认为生存没有价值，或是生不如死？

按照符合你情绪的程度来计分，没有得0；偶尔、极少得1分；有时候得2分；非常频繁甚至一直持续得3分。

总分：抑郁程度0～4分你是个乐天派；5～10分偶尔有忧郁情绪；11～20分有轻度抑郁症；21～30分有中度抑郁症；31～45分有严重抑郁症并需要配合治疗。

三个妙方，搞定女性神经衰弱

症状：神经衰弱

妙方：①枣仁10克，黄花菜20根。将枣、菜炒至半熟，捣碎研成细末，睡前1次服完。本方疏肝健脾，宁心安神，适用于肝气郁结所致的神经衰弱。②瘦猪肉250克，莲子、百合各30克。共放砂锅内加水煮汤，调味服食，每天1次，连服数天。本方健脾养心，宁志安神，适用于心脾亏虚所致的神经衰弱。③粳米、核桃肉各50克。将粳米加水800毫升，煮成稀粥后，桃仁去皮捣烂，加入稀粥，再用小火煮熟，见粥稠表面有油为度，温热服食，早晚各1次，连服数天。本方补肾助阳，宁心安神，适用于肾阳不足所致的神经衰弱。

药理：医学研究和临床证明，核桃不仅是最好的健脑食物，也是神经衰弱的治疗剂。患有头晕、失眠、心悸、健忘、食欲缺乏、腰膝酸软、全身无力等症状的老年人，每天早晚各吃1～2个核桃仁，即可起到滋补治疗之作用。而枣仁是一味常用的中药，具有宁心安神，敛汗生津的功效，用于治疗虚烦不眠、惊悸健忘、体虚多汗、津少口干、镇静助眠等症状，性平、味甘涩，入心、脾、肾经。主治夜寐多梦、失眠、健忘、心烦口渴等病症。莲子心味道极苦，却有显著的强心作用，能扩张外周血管，降低血压；莲心还有很好的祛心火的功效，可以治疗口舌生疮，并有助于睡眠。以上三方以核桃、枣仁和莲子为主药，合理配伍而成食疗方，对治疗和预防女性神经衰弱以及神经衰弱引起的一系列病症都有非常好的效果。

调查显示，神经衰弱在女性患病率为15.78‰，男性患病率为2.3‰，女性患病率明显多于男性。专家称这个和女性独特的生理特点有很大关系。这除了受女性本身独具的生理因素影响外，还与文化教育、传统的伦理道德教育有关，在这种环境下，女性往往性格趋于内向，情感更为丰富，对情感的体验也更为细腻、敏感。所有这些，都成为女性的易感因素。

由于生活环境和工作环境的原因，现代人患神经衰弱已经不足为怪了，神经衰弱容易引发失眠，失眠又能引起烦躁和易怒。这些对人体的伤害都不小，不仅对您的身体也会对您的生活造成困扰。

现代医学研究表明，神经衰弱症高发于脑力工作者群体。神经衰弱症患者多因劳心过度，或为学生日夜苦读，或为成人操心家事、事业过度，伤心耗血；或妇女崩漏日久，产后出血；久病体衰以及大手术后等，均能导致气血不足，血不足则无以养心，心神失养则出现失眠、心悸、头昏等神经衰弱症状。其中劳心过度是导致心脾两虚进而引发神经衰弱最常见的原因。心主神明，脾藏意，主思，思虑过多则气机阻滞、不畅，脾胃运化无力，以致气血不足，不能养心安神，导致神经衰弱。这就是为什么神经衰弱以青壮年，尤其是脑力劳动者居多的原因。

神经衰弱症是一类以精神容易兴奋和脑力容易疲乏，常有情绪烦恼和心理症状的神经症性障碍。神经衰弱是由于长期情绪紧张和精神压力，使大脑精神活动能力减弱，病情迁延，时重时轻，病情波动。患者的性格特点是：胆怯、自卑、敏感、多疑、依赖性强、缺乏自信、任性、急躁、自制力差。社会心理因素是神经衰弱的主要病因。如工作学习负担过重、持续的精神过度紧张、考试压力大、学习目标超过实际能力、人际关系紧张、竞争激烈、亲属死亡和生活受挫等。社会心理因素是否致病，取决于刺激的性质、强度和作用的时间，还与个人性格有关。

另外，神经衰弱高发于女性，和女性月经关系非常大。正常妇女，在经前期也会有一些生理和心理方面的变化，如乳房肿痛、腰痛、小腹胀、倦怠乏力、情绪急躁、易发脾气等。但一般是可以自行控制的。个别妇女症状较为严重，医学上称为“经前期紧张症”，需要服中药治疗，或进行内分泌检查。

女性神经衰弱患者在月经前期，一方面由于雌激素水平增高，孕酮缺乏等影响，常可引起性激素间的不平衡，导致水、钠潴留，从而加重神经衰弱的症状，如烦闷、焦虑、急躁或悲伤、抑郁、对外界刺激过于敏感等。另一个方面，神经衰弱也可影响月经规律，因为月经是由丘脑和垂体控制和调节，而丘脑和垂体又受大脑皮质的管理。如大脑皮层功能障碍，就可以通过丘脑和垂体使月经发生紊乱。对于这类患者，神经衰弱往往随月经周期变化而起伏，治疗上应同时兼顾，中医治疗神经衰弱，有时采用疏肝调经的方法，如以逍遥散治疗神经衰弱患者的月经失调，有较满意的效果。

神经衰弱的发生虽然与各种社会心理因素有关，但是与个人的心理素质以及性格特点也有很大关系。因此，要想预防神经衰弱，必须不断完善自己的不良性格，提高心理素质，全面进行心理调整。不良情绪是导致神经衰弱和影响神经衰弱患者康复的重要因素。预防神经衰弱的关键措施就是不断进行情绪调节，时刻保持良好的情绪，正确认识自己，理性面对挫折和失败。

另外，合理安排工作与生活，使生活顺应人体生物钟的节拍，有利于神经系统功能的协调，对于预防神经衰弱具有重要意义。要养成有规律的工作和生活习惯，如每天按时睡觉、按时起床、科学用脑、合理饮食等。同时也要加强体育锻炼，体育锻炼可以增强体质，提高抗病能力，也是治疗和预防神经衰弱的有效方法。可根据自身的情况，选择适合自己的体育锻炼方法，如跑步、做健身操、游泳以及打太极拳、乒乓球、羽毛球等。

治疗焦虑，龙眼有奇效

症状：精神焦虑

妙方：龙眼10克，配冰糖适量，炖服，或将龙眼泡茶、煮粥、泡酒服用。

药理：龙眼当中含有腺苷酸，是抗焦虑的上等药物，同时，龙眼当中含有维生素A、维生素B_1、维生素B_2、维生素C、维生素P以及葡萄糖、蔗糖、腺嘌呤、胆碱、蛋白质及多种氨基酸等。因为人体在焦虑状态下免疫细胞处于非活性状态，易导致其他疾病的入侵。所以，龙眼在抵抗焦虑的同时还能提高抵抗力，可谓是一举两得。

焦虑是个体由于达不到目标或不能克服障碍的威胁，致使自尊心或自信心受挫，或使失败感、内疚感增加，所形成的一种紧张不安带有恐惧性的情绪状态。一般而言，焦虑可分为三大类：1. 现实性或客观性焦虑。如在考试前、面试前都显得非常焦急和烦躁；2. 神经过敏性焦虑。即不仅对特殊的事物或情境发生焦虑性反应，而且对任何情况都可能发生焦虑反应。它是由心理—社会因素诱发的忧心忡忡、挫折感、失败感和自尊心的严重损伤而引起的；3. 道德性焦虑。即由于违背社会道德标准，在社会要求和自我表现发生冲突时，引起的内疚感所产生的情绪反应。有的人怕自己的行为不符合自我理想的标准而受到良心的谴责。如自己本来被周围人认为是一个德高望重的人，但在电车上看到歹徒围攻售票员时，由于自己势单力薄，害怕受到伤害而故意视而不见，回来后，感到自己做了不光彩的事，深感内疚，继而坐立不安，不断自责。

焦虑心理如果达到较严重的程度，就变成了焦虑症，又称焦虑性神经症。焦虑症是以焦虑为中心的症状，呈急性发作形式或慢性持续状态，并伴有自主神经功能紊乱为特征的一种神经症。

调节焦虑证要做到以下几点。

第一要有一个良好的心态。首先要乐天知命，知足常乐。古人云："事能知足心常惬。"老年人对自己的一生所走过的道路要有满足感，对退休后的生活要有适应感。不要老是追悔过去，埋怨自己当初这也不该，那也不该。理智的老年人不纠结于曾经留下的脚印，而是注重开拓现实的道路。其次是要保持心理稳定，不可大喜大悲。"笑一笑十年少，愁一愁白了头""君子坦荡荡，小人长戚戚"，要心宽，凡事想得开，要使自己的主观思想不断适应客观发展的现实。不要企图把客观事物纳入自己的主观思维轨道，那不仅是不可能的，而且极易诱发焦虑、抑郁、怨恨、悲伤、愤怒等消极情绪。最后是要注意"制怒"，不要轻易发脾气。

第二，日常的自我疏导也是非常关键的。轻微焦虑的消除，主要是依靠个人，当出现焦虑时，首先要意识到这是焦虑心理，要正视它，不要用自认为合理的其他理由来掩饰它的存在。其次要树立起消除焦虑心理的信心，充分调动主观能动性，运用注意力转移的原理，及时消除焦虑。当你的注意力转移到新的事物上去时，心理上产生的新的体验就有可能驱逐和取代焦虑心理，这是一种人们常用的方法。

第三，还可配合药物治疗。这里有个妙方值得尝试。具体做法是：取适量龙眼，用开水浸泡 20 分钟后饮用。其药理在于龙眼当中含有腺苷酸，它是抗焦虑的上等药物，同时，龙眼当中含有维生素 A、维生素 B_1、维生素 B_2、维生素 C、维生素 P 以及葡萄糖、蔗糖、腺嘌呤、胆碱、蛋白质及多种氨基酸等。因为人体在焦虑状态下免疫细胞处于非活性状态，易导致其他疾病的入侵。所以，龙眼在抵抗焦虑的同时还能提高抵抗力，可谓是一举两得。

其实，用龙眼治疗焦虑古已有之，因为古代医书中早有提及。龙眼又名桂圆，为常用中药，始载于《神农本草经》，列为上品。李时珍曰：食品以荔枝为贵，而药品则龙眼为良。荔枝性热而龙眼性平和也。《本草纲目》记载其主治："久服强魂聪明，轻身不老，通神明，开胃易脾，补虚长智。"《饮膳正要》谓龙眼："主治五藏邪气，安志厌食，除虫去毒。"《本草汇言》中称其为"补血气，壮精神之药也。"龙眼的吃法有很多种，还可以与粥同煮或是制作龙眼汤，里边放点冰糖会更好。

焦虑是一种正常的情绪，但焦虑症则是一种病理性的情绪障碍，会对患者的正常工作和生活严重影响。除了药物治疗、心理治疗外，合理的饮食也会对焦虑症的缓解有一定作用。

缓解焦虑症患者压力的食物主要有维生素类、纤维类和肉类。维生素是人体营养、生长不可缺少的一种营养素。美国癌症研究所证实，每天吃大量蔬菜和水果，补充充足的维生素和矿物质，可以预防约60%的癌症。维生素主要来源于苹果、木瓜、香橙、葡萄、草莓、橘子、荔枝、香蕉、芹菜、菠菜、黄瓜、生菜、椰菜、西兰花、白菜及番茄等水果蔬菜。

纤维素是由葡萄糖组成的大分子多糖。人类膳食中的纤维素主要含于蔬菜和粗加工的谷类中，虽然不能被消化吸收，但具有良好的清理肠道的作用，因此成为营养学家推荐的六大营养素之一。另外，五谷类所含的丰富碳水化合物，能提供每天活动所需的能量。纤维主要来源于笋类、辣椒、蕨菜、菜花、菠菜、南瓜、白菜、油菜、红果、桑葚干、樱桃、酸枣、黑枣、大枣、小枣、石榴、苹果、鸭梨、松蘑发菜、香菇、银耳、木耳、紫菜等水果蔬菜和菌类食物。

动物性蛋白质的食物含丰富的铁质，可助身心保持精力充沛。提高脑部的专注及集中能力，让你更专心地应付压力。要常吃猪肉、牛肉、兔肉、蛙肉、鸽子肉、鸡肉、鸭肉、鱼肉等。

另外，缓解焦虑症，患者要常吃大蒜和葡萄柚。大蒜虽然会产生不好的口气，却会带来好的心情。所以焦虑症患者要常吃大蒜。葡萄柚有强烈的香味，可以净化繁杂思绪，也可以提神，此外，葡萄柚里丰富的维生素C，不仅可以维持红细胞的浓度，使身体产生抵抗力，而且维生素也可以抗压。最重要的是，在制造多巴胺、去甲肾上腺素时，维生素C是重要成分之一。

另外，焦虑症患者的饮食相当重要，避免可乐、油炸食物、垃圾食物、糖、白麦粉制品、洋芋片等易刺激身体的食品。避免咖啡因、香烟、酒精、药物。焦虑症患者要知道尽管酒精、药物可能使自己得以暂时的解脱，但隔天紧张又来袭，而且这些物质本身也残害健康。因此，应该学习如何调适，而不是一味逃避。在身心面临紧张及焦虑的迫害时，很重要的一点是饮食要正当。

失眠不用怕，妙方来相助

症状：失眠

妙方：①面粉、鸡蛋各500克，枣泥30克，莲肉100克，白糖650克，菜油20克。将干莲肉去心，放入锅内，加清水煮熟至黏软，再以洁白布包莲肉，捣烂成泥；将鸡蛋打入盆内，用打蛋器打成稀糊时，加入白糖，打约35分钟，待蛋浆由淡黄转变为白色时，将面粉、莲肉泥撒入，调和均匀待用。将蒸笼垫上干净纱布，放入木制方形框，抹上菜油后，倒入蛋浆的二分之一，用铁瓢舀入方形框内擀平，再倒入余下的蛋浆擀水，入笼蒸熟，用小刀切成长条方块即成，作为早点食之。②黄连10克，生白芍20克，鲜鸡蛋（去蛋清）2颗，阿胶50克。先将黄连、生白芍加水煮取浓汁150毫升，然后去渣。再将阿胶加水50毫升，隔水蒸化，把药汁倒入以慢火煎膏，将成时放入蛋黄拌匀即可。每服适量，每晚睡前服1次。③酸枣仁75克，乳香30克，蜜60毫升，牛黄0.5克，糯米50克，朱砂15克。将药研为极细末和匀，用酒5毫升，和蜜等一起慢火煎如稀饼。不计时间，以温酒下15克许。本方实胆安神，适用于胆虚不眠。

药理：失眠是女性常见病症，随着失眠的加剧，一些精神疾病也随之并发，并严重影响了患者的身体健康和生活质量。现在医学研究表明，因为气候突然升高、季节特点影响心情等原因很容易引发失眠。以上三方可静心养神、交通心肾、实胆安神，对失眠或睡眠不实效果非常好。

失眠是指睡眠的发生和维持发生障碍，致使睡眠的质和量不能满足个体的生理需要，所以患者白天感到精力不足、注意力涣散和工作效力低下等，并感到疲惫。失眠可能与抑郁、头痛以及心脏功能的损伤有很大关系：它能诱发抑郁；引起头晕、头疼；而睡眠时间被打乱的人群，尤为容易出现心血管方面的问题。日前，又有研究证明，睡眠不足或可增加罹患糖尿病风险。

气温突然升高或降低容易使人对外界的环境变化无法适应，这就会导致季节性的失眠症状。特别是季节交替时，气候容易突变，天气的骤然变化容易造成某些人大脑激素出现紊乱。尤其是每天气温都是在 20 度以上，又阴雨连绵，这样很容易引发失眠抑郁症状。

另外，现代医疗气象学中有一种被称为“气候变化过敏”的现象，这是一种气候变化诱发的一系列人体不适，其中也包括失眠。“气候变化过敏”出现的频率并不低，国外研究发现，约有 1/3 的人对天气变化敏感，且这种敏感性随年龄的增长而增加。

气候突变，也非常容易令人们因为身体上的不适而出现烦躁、不安、焦虑、紧张等反常情绪，这会对夜间睡眠产生影响，甚至造成失眠。当季节交替、天气变化时，气压会出现波动，这会影响大气中的重力波。重力波的变化作用人体后，可使人出现失眠易醒等功能性症状。且在天气变化时，两个气团的摩擦会产生大量的正离子，人体可因正离子的作用而出现神经系统功能失调现象，产生失眠等一系列不适症状。

正是基于上述原因，季节变化时许多人才会觉得睡眠频出问题。面对因季节变化而引起的失眠，患者不必过于紧张，适当地进行相应调节，一般很快就能恢复正常睡眠。但对于一些长期存在、反复发作的失眠者来说，则要及时寻求专业医生的帮助，以免病情恶化。失眠超过 2 周的，一定要及时咨询专家。

人的一生中睡眠时间超过 1/3，为此我们都希望拥有一个完美的睡眠，如同希望并争取完美生活一般。期望每当我们从梦中醒来，感觉神清气爽，阳光灿烂！然而，并不是每个人都能拥有一个完美的睡眠，睡眠是一种主动过程，它是恢复精力所必需的休息，人体有专门的中枢管理睡眠与觉醒，睡时人脑只是换了一个工作方式，使能量得到贮存，有利于精神和体力的恢复；适当的睡眠是最好的休息，既是维护健康和体力的基础，又是获得高度生产能力的保证。

一个睡眠周期一般持续 90~110 分钟，要依次经过以下阶段：首先是浅慢波睡眠，然后是深慢波睡眠，最后是快动眼睡眠。整个晚上，一般会经过 4~6 个睡眠周期，每个周期依次相连。拥有健康的睡眠非常重要，睡眠的不同阶段有着不同的功能，慢波睡眠有恢复体力的功能，而快动眼睡眠可以巩固记忆、恢复精力，尤其对孩子的智力发育很重要。不同年龄的人所需要的睡眠量不同，随着年龄的增加，入睡潜伏期延长，觉醒次数增加，人体所需睡眠量减少。老年人每天睡 6 小时就属于正常。

摆脱失眠困扰的措施要得法。如果失眠已经给生活造成了困扰，生活质量下降，应及时就医，对病症进行诊疗，减轻失眠的危害。生活中应养成良好的睡眠习惯，如适当调节睡眠时间，每天准时起床（包括节假日），按时睡觉。即使失眠，也不要总是躺在床上。该起床时就和平时一样起床，白天尽量不午睡，起床后稍稍做一下体育锻炼。进食要定时，晚餐不宜过饱。黄昏后尽量不食用和饮用对中枢神经系统有兴奋作用的食物、饮料和药物。入睡前避免阅读有刺激性的书报、杂志。避免看情节刺激、激烈的电视节目，不要在床上读书、看报、看电视。入睡前做些放松活动，如按摩、推拿、气功、静坐等。卧室环境要舒适，避免强光、噪声，温度要适宜。有睡意时才上床，不要上床等觉。如果有烦心事、要紧事，睡前把它写下来，不要上床后还思来想去。培养良好睡眠习惯的同时不要讳疾忌医，在落实好上述措施的同时，正确选择镇静催眠药可以使失眠早治愈、早缓解，避免并发症的危险。

解决烦躁有办法

症状：心火旺盛、烦躁

妙方：① 先取2.5克莲子心，加600毫升水，先大火煮滚，再加30克莲藕并切小块，以小火续煮10分钟，最后加入半颗去皮并切小块的水梨，酌量加入冰糖调味，焖煮5分钟即可。可降火气，改善口干口臭，助清心安神，帮助入眠。此方可清热止渴、润肺滋阴。特别提醒，莲藕属淀粉，正减肥或体重过重者，若吃了莲藕，则其他淀粉如饭、面就应酌量减少。② 取150克（约1把）芹菜，洗净切小段，取1个苹果，去皮切小块，放入果汁机，加350~500毫升开水及酌量蜂蜜榨成汁，可降火气、降血压。不要滤渣，15钟内喝完。此方有祛湿、清肠，缓解心火旺盛的奇效。需要提醒的是，芹菜属高钾低钠蔬菜，有助预防心血管疾病，限钾的肾脏病患，宜先咨询医师。③ 取10个圣女小番茄、洗净，半个奇异果削皮切小块及500毫升低脂优酪乳，放进果汁机，搅打至带颗粒，可清热止渴、助降心火，并具健胃通肠之功效。油脂可提高茄红素吸收率，可加5克黑芝麻。该方可消食积、解渴，改善发热烦渴。若不习惯优酪乳黏稠口感，可以加100毫升开水搅打，口感更佳，于15分钟内喝完。

药理：心在五行当中属火，阳气和心火比较旺盛，容易耗气伤阴，导致易出现脸部红热、心浮气躁、口干舌燥、食欲缺乏等情形。以上三方从养心角度出发，对心火旺盛、烦躁等症状有清心安神的作用。

天气炎热后，人体分解代谢加大，清热泻火饮食调养必不可少。一方面应注意暑湿伤脾，消化功能减弱，防止病从口入，另一方面应避免辛温燥热的食物，饮食应选择清热类食品。清热类食物在选择上应注意：以清淡素食为主，减少荤腥厚味。尤其是天气炎热的时候，人的消化吸收能力都较弱，荤腥厚味多难消化，且影响食欲。狗肉、羊肉偏温燥，不可多食。鸭肉、兔肉、瘦猪肉等不热不燥，可用以补充蛋白质。

同时，寒凉味酸食品多有清热作用。比如在暑热的盛夏，为对抗热邪致病，可以吃些黄瓜、猕猴桃、枇杷、柠檬、酸梅汤等。此外，还可以关注药食两用的清热食品。这类食品能药用，也可食用，清热作用较强。一般用量不必过大，可经常间断应用为宜，如菊花、绿豆、芦根、竹叶、薏苡仁、蒲公英等。

食用清热类食品，旨在纠正热邪为患，辛温燥热的调料与这类食品功能相反，会使清热的作用抵消。炎夏酷暑，在烹饪上要有讲究，应少用红烧煎炸方法处理食品，花椒、大料、辣椒、桂皮、干姜、丁香、茴香等都是大热调料，尽量少用。以清淡平和之物配合清热食品最宜。烟火熏烤食品也容易使人生热，故加工食品尽量水煮或开水焯过，凉拌清炖，少用调料，避免浓重厚味。

在阳气旺盛的时节，人体消化功能本来就处于“低水平”，腹泻、呕吐容易发生。多吃寒凉食品容易遭致脾胃失调，甚至导致虚寒证的发生，所以食用这类食品一定要谨慎，不是越凉越好，也不是越多越好，应以适度为宜。例如，伏天酷热，吃冰解渴容易伤胃。冰箱冷藏的食物，老人及病人少用，凉白开水解渴足以。清热食品最好不空腹用，饥渴燥热之时，也不应突然大量食用寒凉之品，以少量慢用为宜。

再比如，夏天是阳气最旺盛季节，且夏天在五行当中属火，对应的五脏是心，因此心火较旺盛，也较耗气伤阴，导致易出现脸部红热、心浮气躁、口干舌燥、食欲缺乏等情形，也是最容易感到疲倦、乏力的季节，可多吃带苦味的食物，如莲藕、芹菜等，或微甘食物，如甘蔗、小番茄等，帮助解热祛暑、消胀解乏。以上 3 个养心食疗方，可清热泻火，但常吃易伤体内阳气，建议一周吃 2~3 次，另外，体质寒凉、脾胃虚弱如手脚冰冷、常拉肚子者，较不适合吃。

睡不好！喝牛乳小米粥

症状： 睡眠质量低下

妙方： 先以小米 60 克煮粥，待粥将熟时，加入新鲜牛乳 250 克再煮为粥。

药理： 小米富含色氨酸，通过代谢，能够生成可抑制中枢神经兴奋度、可使人产生一定困倦感的 5－羟色胺。5－羟色胺还可以转化为具有镇静和诱发睡眠作用的褪黑素。不仅如此，小米中含有多种维生素、氨基酸、脂肪和碳水化合物，一般粮食不含有胡萝卜素，但小米中的含量却高达 0.12mg/100g，维生素 B_1 的含量也位居所有粮食之首，而同等重量中，小米的含铁量比大米还高 1 倍。而牛奶中有两种催眠物质，一种是能够促进睡眠血清素合成的原料色氨酸，由于色氨酸的作用，往往只需要一杯牛奶就可生成具有调节作用的肽类，其中有好几种“类鸦片肽”，这些物质可以和中枢神经或末梢神经的鸦片肽受体结合，发挥类似鸦片的麻醉作用，使全身产生舒适感，有利于入睡。

睡不好又称入睡和维持睡眠障碍，表现为各种原因引起的入睡困难、睡眠深度或频度过短、早醒及睡眠时间不足或质量差等，是一种常见病。

日常生活中，思想的冲突、工作的紧张、学习的困难、希望的幻灭、亲人的离别等一些消极因素，或是成功的喜悦等积极因素，无一不导致睡不好，像这种失眠就是心理性失眠。

一旦发现自己的睡眠有问题，应及时调整自己的作息时间和生活规律，同时也可尝试一下食疗法。小米粥就是一种不可多得的助眠食物，对缓解失眠大有帮助。其中的药理就在于，小米是补中益气的代表食品之一，更是不可多得的助眠食物。它富含色氨酸，通过代谢，能够生成抑制中枢神经兴奋度、使人产生一定困倦感的 5–羟色胺。5–羟色胺还可以转化为具有镇静和诱发睡眠作用的褪黑素。

不仅如此，小米中含有多种维生素、氨基酸、脂肪和碳水化合物，营养价值较高。一般粮食不含有胡萝卜素，但小米中的含量却高达 0.12mg/100g，维生素 B_1 的含量也位居所有粮食之首，而同等重量中，小米的含铁量比大米还高 1 倍，这些都使得小米成为老人和产妇理想的滋补品。

晚餐时喝上一碗小米粥，既营养丰富，又有助于睡眠。具体做法是:小米 100 克、茯苓粉 20 克、龙眼肉 20 克，加适量水煮成粥，具有健脾补血、养心安神的功效，尤其适合于长期从事脑力劳动，因心脾不足而引发失眠的人。不过，由于小米的蛋白质营养价值并不比大米高，因为小米赖氨酸过低而亮氨酸又过高，所以不能完全以小米为主食，应合理搭配，以免缺乏其他营养。

除了小米，还有一种助眠的宝物，那就是牛奶。牛奶中有两种催眠物质，一种是能够促进睡眠血清素合成的原料色氨酸，由于色氨酸的作用，往往只需要一杯牛奶就可生成具有调节作用的肽类，其中有好几种“类鸦片肽”，这些物质可以和中枢神经或末梢神经的鸦片肽受体结合，发挥类似鸦片的麻醉作用，使全身产生舒适感，有利于入睡。因此睡眠不佳者睡前可喝一杯温牛奶，或者是将小米与牛奶混合做成牛乳粥：先以粳米60 克煮粥，待粥将熟时，加入新鲜牛乳 250 克再煮为粥。牛奶中含有可使人体产生疲倦的物质——色氨酸。研究证明，大脑神经细胞中分泌的血清素，可抑制大脑的思维活动，从而使大脑进入酣睡状态。睡不好，就是由于脑细胞分泌血清素减少，而色氨酸又是人体制造血清素的原料，所以晚间食用牛乳粥，有助于睡眠。

除了食疗外，睡眠不好的朋友还应该注意平日里用的寝具是否合适，比如枕头，这个最容易被人们忽略的东西，有时却是导致你睡不好的罪魁祸首。据统计，全世界 6 亿睡眠障碍者中有 1 亿 5 千万都是由于不舒适的枕头造成的。所以挑选适合的枕头非常重要，这与我们的健康紧密相关。过高的枕头会破坏颈椎的自然弯曲度，使颈后的肌群和韧带紧张、僵硬。如果早上起来感觉脖子忽然变得僵硬，活动不便，而头天又没做过什么大幅度的运动，那就要考虑是不是因枕头过高而落枕了；枕头过低，会使下颌自然上抬，咽喉受到压迫，口腔里的小舌自然下垂，阻塞呼吸道。尤其是在吸气的时候，口腔后上方的那块软腭发生振动，随着空气的进入，发出“呼噜呼噜”的打鼾声。所以，如果经常听到有人抱怨你打呼噜的话，可以试试在头下放一块厚毛巾增加枕头的高度。而且，打呼噜不仅会导致自己睡眠质量下降，同时会使周围人夜不能寐，甚至失眠；如果枕头太软，头部就会深陷其中，血流过于集中，血管壁压力增大，面部肌肉受力，致使早上起来眼睛肿肿的，还会感到轻微头疼。如果经常发现眼睛浮肿，可以考虑换一个结实点的枕头；过硬的枕头会使颈动脉受压，血液循环不畅，继而引发大脑缺氧、微循环局部障碍。缺氧的直接反应就是唾液分泌增加，并长时间习惯性张嘴呼吸。如果发现枕巾上总是湿湿的一大片，就要考虑换一个柔软点的枕头。

记忆力下降，摇头晃脑梳梳头

症状：记忆力下降

妙方：把两腿跷在椅子或者桌子上几分钟，记住，腿一定要高过心脏位置。没事的时候摇摇头、晃晃脑也有助于提高记忆力。

药理：人的记忆过程，就是大脑皮层神经细胞积极活动，进行记录和保存的过程。人一旦疲劳，其大脑皮层脑细胞的活动就会受到抑制，这时，外界进入大脑的任何信息都不可能得到有效的接收和反应。人在进行脑力活动时，脑细胞需要大量的氧气，耗氧量占全身耗氧量的1/5～1/4。由于大脑本身并不能储备更多的能量，需要机体内的其他组织细胞将能量源源不断地供给，而当一个人的双腿跷起高过心脏之后，脚和腿部的血液会回流到肺部及心脏，不仅可以减轻脚部和腿部静脉的压力，还可使头部的供血量大大增加，使大脑皮层脑细胞的活动不再受到抑制。妙方中的摇头晃脑也是为了达到这个目的。

引起记忆力下降的原因有很多，其中，长期睡眠不足、缺少运动、缺少新鲜空气以及烟酒过量等，都会导致记忆力减退，这是生理上的原因。长期过于焦虑、心理压力过大等，也可以使记忆力减退，这是心理上的原因。这种记忆障碍是大脑过度疲劳导致的功能失调，不存在大脑组织结构的损害改变，所以是功能性的、暂时性的、可逆的。

久坐办公室的人，常常有头晕脑胀、记忆力大不如从前的感觉，这是由于活动量不够、血液流通不畅而导致的脑部供血与供养不足所造成的。人的记忆过程，就是大脑皮层神经细胞积极活动进行记录和保存的过程。但人一旦疲劳，尤其是大脑疲劳时，其大脑皮层脑细胞的活动就会受到抑制，甚至处于半休眠或休眠的状态。这时，外界进入大脑的任何信息都不可能得到有效的接收和反应。因此，要想增强记忆力，其首要任务就是解除脑疲劳。众所周知，人在进行脑力活动时，脑细胞需要大量的氧气。虽然人脑重量只有 1.4 千克，但它的耗氧量却占全身耗氧量的 1/5~1/4，是全身需氧量最多的“大户”，所需能量都要由细胞来供给。劳动繁重或紧张时，其所需的氧气和养分都会成倍地增加，由于大脑本身并不能储备更多的能量，它需要机体内的其他组织细胞将能量源源不断地供给，如果补充不及时即会形成脑疲劳，脑倦怠。如果大脑处于倦怠和亚健康状态，其记忆力势必大打折扣。记忆力减退是脑疲劳必然的表现形式。因此，要保持大脑良好的记忆功能，必须保证大脑皮层清新活跃，供氧充分。

这里向大家推荐几种提高记忆力的方法，很管用，有心人可以尝试。

首先，把两腿跷在椅子或者桌子上几分钟，记住，腿一定要高过心脏位置。当一个人的双腿跷起高过心脏之后，脚和腿部的血液会回流到肺部及心脏，不仅可以减轻脚部和腿部静脉的压力，还可使头部的供血量大大增加，使你神清气爽。

其次，没事的时候摇摇头、晃晃脑也有助于提高记忆力。颈动脉是向脑部供血的管道，摇头晃脑可使这些组织得到活动，不但可以增加脑部的供血，还可以减少脂肪在颈动脉血管沉积的概率，也有利于预防高血压、颈椎病。

此外，不经意间的伸懒腰，对大脑也有好处。身体长时间处于一种姿势时，上肢肌肉组织的末梢血管会淤积很多血液，伸懒腰的过程，恰是肌肉收紧和放松的过程，淤积的血液回流心脏，心脏得到的血多了，输往全身各处的血也就多了，大脑也能分得一杯羹。

最后，可以尝试梳头。上面已提过，良好的头部血液循环功能有助于提高记忆力，延缓大脑衰老。随身携带一把牛角梳，或者以指梳头，可改善头皮的血运。具体做法是：两手十指微张，从前到后、由上向下梳理头发，一天做三四次，一次做三五分钟，可起到提高智力、养神健脑的作用，对于神经衰弱者更有益处。

妙方帮助女性度过更年期

症状：更年期综合征

妙方：①酸枣仁30克，生地黄30克，大米100克。此方补阴清热。适合改善更年期五心烦热、面热汗出、耳鸣腰酸、烦闷易怒、口苦尿黄、多梦便干等症状。②大虾米10个，小米100克，盐、味精、麻油、葱末适量。将虾米切成小丁，小米淘净，共煮粥，加调料即成。每日1次，补脾益肾。此方适应改善更年期经量较多，或崩中暴下，经血色淡或有块，腰膝酸软，形寒肢冷，便溏，纳呆腹胀等症。③韭菜洗净，用干净纱布包好，榨取汁液，临服时加点白糖。每日2次，每次5～10毫升。此方有温养寒宫的功效。适应改善更年期形寒肢冷、面色㿠白、精神萎靡、腰膝酸冷、经血量少、色淡而清、夜尿多等症。

药理：更年期综合征的发生是妇女在绝经前后，肾气逐渐衰竭，冲任亏虚，精血不足，天癸渐绝，月经将断而至绝经所出现的生理变化。以上三方对于治疗女性由于体质或精神因素以及其他因素的影响，一时不能适应这些生理变化，导致的阴阳失去平衡、脏腑气血功能失调而出现的一系列脏腑功能紊乱的症候。

由于社会节奏越来越快，工作压力越来越大，不少女性有更年期提前的趋势。更年期是每个女人必经的阶段，虽无法避免，但我们可以运用有效的方法将它的症状降到最低，保持良好的心态是一个至关重要的因素。更年期女性遇事时切不可烦躁不安，应保持冷静。更年期是每个女性经历最严重的一个阶段，由于身体内雌性激素分泌减少，会使原本温柔贤惠的女性变得脾气暴躁，容易发脾气。尤其是在秋季，季节变化急促，令人心绪烦躁，更容易激发更年期综合征。

更年期综合征在我国也是很常见的一种疾病，更年期综合征如何调理是患者比较关心的一个问题。对于更年期综合征调理这一问题，也表现在生活应有规律，注意劳逸结合，保证充足的睡眠，但不宜过多卧床休息。身体尚好时应主动从事力所能及的工作和家务，或参加一些有益的文体活动和社会活动，如练气功和打太极拳等，以丰富精神生活，增强身体素质。保持和谐的性生活。

患者首先要明确，更年期是一个正常的生理变化过程，可持续几个月甚至几年，因此有一些症状是不可避免的，不必过分焦虑，要解除思想负担，保持豁达、乐观的心态。多参加一些娱乐活动，以丰富生活乐趣。注意改进人际关系，及时疏导新出现的心理障碍，以保持精神愉快，稳定情绪，因此，大家一定要解决好更年期综合征调理这一问题。

饮食方面应适当限制高脂肪食物及糖类食物，少吃盐，不吸烟，不喝酒，多食富含蛋白质的食物及瓜果蔬菜等，对于更年期综合征如何调理这一问题，大家一定要引起足够的重视。更年期女性还容易出现肝肾阴亏、头晕腰酸、手足心热、烦躁不安、心悸失眠、月经紊乱情况，建议可以选用一些纯天然的缩阴产品进行调理，可以恢复阴道弹性，调整内分泌，保养卵巢，如法国蜜莎丽尔。以上3个食疗方可以有效地缓解更年期综合征的个别症状，若每天保持良好的心态，相信女性朋友会顺利度过这一阶段。

女性易悲情，季节变化谨防忧郁

症状： 忧郁

妙方： ① 鲜虾仁、西芹、白果仁、杏仁、百合、盐、油、味精等。西芹切段或片，与白果仁、杏仁、百合等一同焯水。虾仁上浆，并放在油锅里过一下；取出后与西芹等一同炒制即成。② 水发香菇 75 克、豆腐 300 克、糖 10 克、酱油 20 毫升、味精 1 克、胡椒粉 0.5 克、料酒 8 毫升。豆腐切成 3.5 厘米长、2.5 厘米宽、0.5 厘米厚的长方条，香菇洗净去蒂；炒锅上火烧热油，逐步下豆腐，用文火煎至一面结硬壳呈金黄色；烹入料酒，下入香菇，放入所有调味品后加水，用旺火收汁、勾芡，翻动后出锅。

药理： 面对花开花落、草枯叶落、花木凋零，女性非常容易触景生情，往往会产生凄凉、忧郁、悲春伤秋等伤感情绪，每当这时女性朋友要特别注意心理养生。所谓心理养生就是从精神上保持良好状态，以保障机体功能的正常发挥，来达到防病健身、延年益寿的目的。以上两方可清心养心，可化解季节变化带来的心理疾病。

忧郁症是一种常见的心理疾病，女性发病率比男性高 2~3 倍，患者备受折磨。忧郁症的具体表现为情绪郁闷、悲哀、愁苦、缺乏兴趣、不快乐，但有些人会出现烦躁不安、易怒甚至有敌意。

在认知及思想方面出现悲观、心灰意冷、无望与无助感、自责、死亡意念、自杀意念、思考缓慢、罪恶及自我惩罚之妄想及幻觉。生理方面表现为兴趣降低、食欲降低、睡眠有碍、体力降低。在行为举止方面，一般表现为说话少且音调低、速度慢、动作少且慢，严重时痴呆，但有时出现急躁行为，甚或自杀行为。

很多时候，“忧郁症”的一些轻微症状，如疲劳、失眠、肠胃不适、持续的头痛及背痛等，可能被误解为其他疾病。医学界至今未研究出此病症的主要成因，但已发现了很多相关的因素，如脑与体内某些化学物质失衡；遗传会使某些人较易患上忧郁症；生活中因某些不愉快的事情或疾病而影响了心理状态，亦可能促使忧郁症的产生。常用的治疗方法包括药物治疗、心理治疗及电痉挛疗法，这些方法可以单独也可一并运用。到目前为止，有根治的方法；其实患者只要经常复诊及遵照医生指示服药，便能大大控制病情，可过上正常生活。

忧郁除了药物治疗之外还有体育疗法、营养疗法、精神疗法和交际疗法。这些都属于自我疗法。体育锻炼后可以给人一种轻松的感觉，有益于克服忧郁症患者共有的孤独感。但锻炼必须有一定的强度、持续时间和频率，才能达到预期效果。以做健身操为例，内容包括跑步、跳绳、健身舞等，每周至少做 3 次，每次持续 15~20 分钟。散步也可以收到同跑步一样的效果，专家们建议患者每天步行 1500 米，并力争在 15 分钟内走完。以后逐渐加大距离，直到 45 分钟走完 4500 米。开始锻炼时，须经医生的同意。

医学认为，食物中所含的维生素和氨基酸对于人的精神健康具有重要影响。有专家认为，多疑症的人如果缺乏某种单一营养物质也可能引起忧郁症，所以建议人们多吃维生素 B 含量丰富的食物，像粗粮、鱼等。他们还建议患者服一定剂量的复合维生素 B，认为这些都是人们容易缺乏的。

忧郁症患者往往是戴着有色眼镜来看待世界和自己的。为了改变这种错误观点，洛杉矶精神医疗中心的加里埃默提出了“三 A 法”，即明白、回答、行动，此三词的英文字母均以 A 开头，故称“三 A 法”。明白：首先要承认自己精神上忧郁；其次要注意自己的情绪变化，言行举止有无异常，以及感觉思维的差别和身体反应等；回答：要学会每当犯下一个错误时，及时地识别并记录下来。先写下自己的错误想法，再写下一个较为实际的选择答案，其目的是在实践中检验自己的想法。写完，询问自己：“这会是真的吗?”然后再问自己：“从另一个方面该怎样看呢?”行动：如果你感到不被人注意，那就换一个新方式；如果你在工作中不能得心应手，则应修一门课程来提高自己的技术水平，或者寻找新的工作。还要多计划一些活动，使自己的生活规律化。

另外，研究表明，善于与人结交者比喜欢独来独往者在精神状态上要好得多。美国某精神健康研究室最近发起了一场运动，口号是“朋友乃良药”。他们认为，社会支持甚至可使人延年益寿。

中医加食疗，赶走心脑疲劳

症状：慢性疲劳综合征

妙方：① 取银杏叶 5 克，开水冲代茶饮。新鲜银杏叶更佳。② 取粳米 100 克、鲜荷叶 1 张，将荷叶洗净，剪去蒂及边缘，再将粳米淘洗干净，加水适量，把荷叶盖在粳米上。开火煮粥，待粳米熟透，揭去荷叶，放入白糖，分次服用。③ 取核桃仁 50 克，大枣 10 颗，粳米 80 克。将核桃仁、大枣、粳米洗净，同放锅内，加水适量，共煮成粥。

药理：以上 3 方均以补中益气出发，可有效治疗疲劳引起的头痛、头晕、失眠、健忘和关节疼痛等。方 1 常饮能扩张心脑血管，改善心脑血管供氧量，消除疲劳，抗衰老。方 2 常服能健脾利湿，助消化，缓解疲劳。方 3 常服补肾健脑，可辅治失眠、健忘、肾虚腰痛。

慢性疲劳综合征是现代高效快节奏生活方式的产物，慢性疲劳综合征包括体力疲劳和脑力疲劳。其中以脑力疲劳者为主，突出表现为全身性症候群并伴有头晕、头痛、失眠、健忘、低热、肌肉、关节疼痛和多种神经精神症状。基本特征为长时间极度疲劳、休息后不能缓解、理化检查没有器质性病变。其病因尚不明确，本病多发于 20~50 岁，与长期过度劳累（包括脑力和体力）、饮食生活不规律、工作压力和心理压力过大等精神环境因素以及应激等造成的神经、内分泌、免疫、消化、循环、运动等系统的功能紊乱关系密切。

“唉，累死我了！”——经常听到身边的朋友或者同事发出这样的感慨。尤其是在夏天，气温较高，一整天的紧张工作结束以后常常感觉身心疲惫。此时此刻的疲劳，已不仅仅是体力上的“累”，还有心理上的“累”，甚至是生理上的“病”。

疲劳分为体力疲劳、脑力疲劳、心理疲劳。体力疲劳多见于体力劳动者，乃是繁重的体力劳动或过强的体育运动所造成的。表现为手脚酸软无力，全身体能明显下降。脑力疲劳主要见于脑力劳动者，由于长时期进行复杂的脑力劳动，大量消耗能量，招致大脑血液和氧气供应不足，削弱了脑细胞的正常功能。表现为头昏脑涨、记忆力下降、注意力涣散、失眠多梦等。心理疲劳乃是由于现代生活中的高强度紧张感与压力造成的，由于超负荷的精神负担使心理处于一种混乱与不安宁的状态，情绪沮丧、抑郁或焦虑。

如果你是上班一族，整日劳碌，并且经常超时加班，那么回家后感到浑身疲劳，就蒙头大睡。一觉醒来，又是一天的冲刺。那么，你可能被“慢性疲劳征”缠上了。多年前，美国发现了第一宗与感冒症状相似的病例，后来，它被正式命名为“慢性疲劳症候群”。从医学观念来看，这是因过度工作或运动，造成严重疲劳的病症。

一般来讲，正常的人经过一轮疲劳后，休息一宿就可恢复充沛精力。如果你不属于这类型，而是隔天起身，还感觉十分疲倦，并且持续一段时间，这种状态就是“慢性疲劳征”。大部分人不把这种症状视为病症而掉以轻心，其实这会影响个人的学业、工作和日常生活，严重的长期性疲劳，可能会引发其他病症。这种强烈的疲劳感如果持续半年或更久，便会出现轻微发烧、咽喉痛、淋巴结肿大、注意力不集中、全身无力等。身体长期处于疲劳状态，会造成体内荷尔蒙代谢失调、神经系统调节功能异常、免疫力降低，同时也会引起肩膀酸痛、头痛等自律神经失调症状，感染疾病的概率也相应提高。

慢性疲劳综合征是近年来才出现的一个新词语，患慢性疲劳综合征的病人多因工作繁忙、生活紧张、学习与精神负担过重、长期从事脑力劳动等而表现为十分疲劳，经休息仍得不到缓解，并伴有肌肉疼痛、头痛、咽喉痛、多关节疼痛、低热、注意力不集中、记忆力下降、情绪低落、夜间盗汗、体重下降、入睡难等症状夜寐多梦或睡眠后仍感到疲劳，似未睡一般，严重者可影响其正常的工作与学习。

中医认为，慢性疲劳综合征的患者有如此多的症状，正是人体阴阳失调、脏腑气血失荣的表现。在日常生活中，采用药膳疗法简单易行，无明显的副作用。

在摆脱慢性疲劳综合征上，运动医学专家认为，运动是最有效的，因为运动可舒缓压力和减轻疲劳，因为运动可活动筋骨，使平时较少活动的肌肉得以松弛，消除局部疲劳。而运动恰恰是现代人最缺少的一课，出门依赖交通工具，上下楼靠电梯，没有机会运动，“四体不勤”已成为现代人的通病。更可怕的是许多人从来没有主动运动的习惯，每天能量的消耗都集中在工作上，难怪体能每况愈下。

所以，建议每天至少进行 1 小时的体能活动，如爬楼梯、散步或打扫卫生，比完全不进行体力活动的人能减少 27%的死亡风险；平均每天运动 1 小时，可延长 2 小时以上的寿命。

此外，要消除工作中的环境压力，如使用计算机时，经常用的东西应当放在键盘旁边伸手就能够得着的地方。文件夹应当与屏幕的高度相等，这样就不需要调整眼睛的焦点。如果需要经常接电话，最好戴上耳机，这样可以避免弯腰接电话。每隔 15 分钟换一次姿势；如果一天需要在电脑前坐上两三个小时，那么每隔半个小时就要做一次深呼吸。打字的时候应不断眨眼睛。

情绪中暑，找准穴位按一按

症状：情绪中暑

妙方：将右手中指尖放在左掌心劳宫穴（握拳屈指时中指尖处），再把左手中指尖放在右掌心，手指尖用力按压 2 分钟。另外，按摩“身柱”（后背肩胛骨中间从大椎往下开始是胸椎，第一个突起的点，我们称之为第一胸椎棘突，再往下数三个，在第三胸椎棘下凹陷处）和“肩井”（肩部最高处，乳头正上方与肩线交接处）。指压时挺胸，一边吐气一边按压时间为 6 秒钟，如此重复 20 次。

药理：在正常人中，约有 16%的人易“情绪中暑”，尤其当气温超过 35℃、日照超过 12 小时、湿度高于 80%时。情绪中暑后会烦躁低落，动不动就会发脾气。中医认为，可按摩劳宫穴缓解情绪中暑症状。

“心属火，易阴虚阳亢，阳亢火气就大”。正常的火是生命动力的来源，当人体受到内火（喜怒哀乐的情绪变化）或外火（风暑湿热等环境变化）侵袭时，就会导致生理机能失调。现代医学研究也表明，高温天气会影响人体下丘脑的情绪调节中枢，从而给人们的心理和情绪带来负面影响。据测算，在正常的人群中，约有 16%的人会在高温季节出现“情绪中暑”。

“情绪中暑”对养生危害甚大。特别是中年以上女性群体，由于“发火”会造成心肌缺血、心律失常、血压升高，甚至会引发猝死。所以，中年以上女性群体一定要注意做到以下几点，以防止“情绪中暑”的发生。

“静心”养生。俗话说：“心静自然凉。”嵇康《养生论》中对炎炎夏季有其独到见解，认为夏季炎热，“更宜调息静心，常如冰雪在心，炎热亦于吾心少减，不可以热为热，更生热矣”。故越是天热，我们越要心静，尽量保持淡泊宁静的心境。不要生闷气，遇到不顺心的事，要学会情绪转移，感到心烦意乱时可以走进大自然，平静一下心情。

保证睡眠。情绪与睡眠亦密切相关。睡眠不足，心情会变得急躁。经常作息颠倒或长期熬夜的人，通常情绪不稳定。因为夜间 11 点至凌晨 1 点是脏腑气血回流的时间，此时，血回流到肝脏准备储存精气（能量），如果不睡，能量无法被贮藏，就会肝盛阴虚，阴阳失和。故夏季应安排好足够的睡眠时间，有条件的人，尤其是老人，中午最好休息 30~60 分钟。

调剂好饮食。日常膳食应尽量少吃油腻食品，多吃一些清淡的食物，这样不仅能防暑，还能增进食欲。注意多饮水，以调节体温，改善血液循环。多吃多饮“清火”的食物和饮料，如新鲜蔬菜、水果、绿茶等，这些都有良好的“清火”作用。尽量避免油炸、煎烤之品，甜食热量高，也要少吃，若大热天吃烤肉，更加速心火旺盛，令人焦躁不安。冰凉食物也要少吃，虽然冷饮或冰品在盛夏最受欢迎，却是最不提倡吃的食物，因为吃过多寒凉之品易致冷热失调。

居室要注意通风。通风可迅速散去人体周围的热气及减少室内空气污染，使人产生凉快的感觉。早晚室外气温低，打开门窗，以保持室内空气清新、凉爽。中午室外气温高，应将门窗紧闭，拉上窗帘，启动风扇、空调，阴凉的环境能使人心静神安。

早晚外出活动。不要在封闭空间内待得太久，要因人而宜地加强体育锻炼，保持身心健康。运动量不要太大，尽量从事温和运动。早晨，可到公园等草木繁茂、空气新鲜的地方散步锻炼。傍晚，漫步徜徉于江边湖畔，习习的凉风会使你心静似水，心旷神怡。

注意养气。日常生活应保持不急不缓、心平气和的状态。中医养生注重“气和”，如果“气”的运行紊乱，不够自然流畅，身心都易致病。日常生活中，行走、坐、卧都要保持不急不缓的动作，让呼吸均匀有序，“气”自然就会“和”。“气”顺了，转化为足够的能量，身心舒展放松，“心”自然就平静了。

第八章

女人筋骨养生妙方

治疗类风湿性关节炎用“盐饭膏”

症状： 类风湿性关节炎

妙方： 取热的大米饭适量，加入食盐（大米饭与盐的比例为 4∶1，即 4 份大米饭拌 1 份食盐），一起捣匀为膏状，将其放在碗内，置于热水中加温，趁热把盐饭膏敷在肿痛的关节部位，四周均匀摊平，外用一层塑料纸覆盖，再用纱布或干净的布包缠，一般在睡前敷，第二天早晨起床时取下，每日 1 次。严重者可在午间加用 1 次，连续敷 7～14 日，关节肿胀可逐渐消失。

药理： 食盐的主要成分是氯化钠，还含有少量硫酸钠和硫酸镁等杂质，但都属于盐类化学物质，用高盐量的饭膏敷关节肿痛处，可使该处形成高渗状态，促使关节组织滑膜内的液状物质渗出皮肤，逐步消除关节肿胀，肿胀得以改善，关节腔内压力也随之减小，疼痛自然好转；大米饭黏软，是外敷治疗的良好赋形物，能保护皮肤，使皮肤免于因食盐的刺激而损伤。

风湿性关节炎是免疫系统疾病，主要侵犯患者关节的内膜，引起疼痛、僵硬和炎症的发生，最终导致关节变形残疾。风湿性关节炎多发于女性患者，年龄在 30~40 岁最容易患病。疾病经常伴发可怕的并发症，如心脏病等。

中医对风湿性关节炎的介绍自古便有。我国《黄帝内经》把风、寒、湿三气合称为痹。因为风湿病大多累及关节而引起疼痛，所以“风湿性关节炎”一词一直沿用至今。在中医看来，类风湿是正气、阳气不足，复感风、寒、湿邪所致。既然如此，我们不妨采用艾灸的疗法，因为艾有温经、去湿、散寒、消炎的作用，能直接给人体补充阳气，提高人体正气，驱邪补正，从而达到良好的效果。也避免了目前许多调节免疫机能的西药存在的毒副作用。

既然风湿是以感受风、寒、湿三邪为主，我们主张用盐饭膏敷法治疗。具体做法是：取热的大米饭适量，加入食盐（大米饭与盐的比例为4:1，即4份大米饭拌1份食盐），一起捣匀为膏状，将其放在碗内，置于热水中加温，趁热把盐饭膏敷在肿痛的关节部位，四周均匀摊平，外用一层塑料纸覆盖，再用纱布或干净的布包缠，一般在睡前敷，第二天早晨起床时取下，每日1次。严重者可在午间加用1次，连续敷7~14日，即可见关节肿胀逐渐消失。其药理在于，食盐的主要成分是氯化钠，还含有少量硫酸钠和硫酸镁等杂质，但都属于盐类化学物质，用高盐量的饭膏敷关节肿痛处，可使该处形成高渗状态，促使关节组织滑膜内的液状物质渗出皮肤，逐步消除关节肿胀，肿胀得以改善，关节腔内压力也随之减小，疼痛自然好转；大米饭黏软，是外敷治疗的良好赋形物，能保护皮肤，使皮肤免于因食盐的刺激而损伤。

在采用盐饭膏敷法治疗的同时，每天还可以吃几个木瓜或者喝几杯木瓜汁。宋代名医许叔微在《本事方》中曾记载一则有趣的故事：安徽广德顾安中外出，偶然腿脚肿痛，不能行走，只好乘船回家。在船上，他将两脚放在一包货物的袋子上，下船时突然发现自己腿脚肿胀疼痛竟然好了许多，感到十分惊奇，就问船家袋中装的是何物?船家回答是木瓜。顾安中回家后，就买了一些木瓜切片，装于袋中，每日将脚放在上面，不久，他的腿脚病就痊愈了。这一记载说明，木瓜确有治疗风湿痹痛的神奇功效。

当然，上面说的是一种药用木瓜，亦称铁脚梨，为我国特有的野生果，因它产于安徽宣城（古称宣州），故称其为“宣木瓜”。而平时食用的木瓜，即水果店里的木瓜，因其产于热带美洲，属舶来品，我国自古习惯将国外称番地、番邦，故称其为“番木瓜”，国内主要产于广东、海南、台湾等地。宣木瓜和番木瓜原植物种类完全不同，因此，其性味、功效亦不相同，应予以区别。

宣木瓜性温味酸涩，有香气，入肝、脾经，具有平肝、舒筋、活血、通络、化湿、和胃的功效，为治腿痛、转筋、湿痹、脚气的要药，多用于治疗风湿性关节炎、腰膝酸痛、脚气肿胀、小腿肌肉痉挛等症状。

番木瓜性微寒味甘平，具有健脾胃、助消化、润肺燥、除热痰、通乳汁、利二便和防止肌肤老化、去黑斑雀斑等功效，此外，还具有抗菌、杀虫、消炎的作用。

现代药理研究表明，木瓜含有丰富的糖类、蛋白质、脂肪、矿物质、胡萝卜素、维生素 A、维生素 B、维生素 C、维生素 E 以及黄酮类、果胶、皂苷、木瓜蛋白酶、木瓜碱、苹果酸、枸橼酸、酒石酸等成分。木瓜的消炎止痛功效主要是靠木瓜中的木瓜苷来实现的。除了消炎止痛，木瓜还具有免疫调节作用。前面内容已经提到，类风湿性关节炎属于免疫系统疾病，其实质是免疫细胞敌我不分，自相残杀，导致免疫细胞整体质量下降，无法维持自身应有的活力，使得关节反复出现炎症、疼痛、肿胀。所以，治疗类风湿性关节炎的关键还在于提高免疫力，这样才能避免关节坏死导致残疾或者引发其他致命疾病。而木瓜中的有效成分刚好起到了提高免疫系统自主神经自我调节的作用。

一般情况下，如果不采取治疗或治疗不当，类风湿性关节炎在 5~10 年内的关节残疾率是 60%。现代医疗以控制炎症不让其加重致残为治疗原则，因此需要病人长期服药，即使感觉不到症状也需要服食，但这又衍生了新的问题，即药品对肾的损伤，所以不是长久之计。现在，有了这两个妙方，患者可以放心使用，不仅治标还能治本。

此外，还可以艾灸，但需要专业人士指导。具体做法是：拿一根药艾条，点燃后悬空在腹部的关元、气海穴和腰部的肾俞穴及腿部的足三里穴上方，以不太烫为妙。每个穴位艾灸 20 分钟，每日艾灸 2 次，具体时间可自行决定。其药理在于类风湿是正气、阳气不足，复感风、寒、湿邪所致，而艾有温经、祛湿、散寒、消炎作用，因此艾灸相关穴位可以补充氧气，祛除邪气，赶走风湿。如果类风湿性关节炎患者没有时间做盐饭膏或者不喜木瓜，皆可找医师用此方治疗。

盐水热敷，赶走颈肩疼痛

症状：颈肩疼痛，颈椎病

妙方：1. 毛巾蘸热盐水敷颈椎的患处，每次 20 分钟，早、晚若干次。2.用电吹风吹颈椎的患处，每次 15 分钟，早、晚若干次。

药理：用盐水热敷或电吹风吹，使颈肩部的气血得以流畅，打通淤滞。现代医学告诉我们，局部血液循环改善会加快局部的新陈代谢，从而排走那些产生疼痛的因素，达到舒缓疼痛的效果。这是颈肩按摩的原理。

颈肩痛的主要痛点在肩关节周围，故称肩关节周围炎，简称肩周炎。起病多因肩关节周围组织，如肌腱、滑囊等受冷冻、外伤、感染所致。不少患者是由风湿病引起的。除此之外，某种固定的身体状态促使颈肩部肌肉一直保持收缩状态，造成局部血液循环不畅，代谢物沉积，进而刺激局部神经，使其产生痛感。用中医理论说则为“气血淤滞”“不通则痛”。其主要症状为颈肩持续疼痛，上肢抬高、旋转、前后摆动受限，遇风遇冷感觉有沉重隐痛。如不及时治疗，拖延日久可使关节粘连，上肢变细，无力甚至形成废用性萎缩。该病疼痛特点是胳膊一动就痛，不动不痛或稍痛，梳头、穿衣、提物、举高都有困难。发作严重时可疼痛难忍，彻夜不眠。

用盐水热敷就能缓解颈肩痛的原理很简单，通过温热的刺激，能使颈肩部的气血得以流畅，打通淤滞。现代医学告诉我们，局部血液循环改善会加快局部的新陈代谢，从而排走那些产生疼痛的物质，达到舒缓疼痛的效果。这正是颈肩按摩的原理。

盐水热敷的具体做法是：先找到颈部压痛点，将毛巾放入滚烫的盐水中，汲水后于患处热敷，感觉温度有所下降时再重新汲水以保持温度。具体温度因人而异，不可过低也不可过高。敷完最好再按摩患处 10 分钟，这样效果更佳。热敷时间最好分为早中晚 3 次。

如果一时没有热水或者是不方便用热盐水敷的话，可以用电吹风来代替。电吹风“热敷”的具体做法是：坐直以后，将热风对着压痛点吹，同时扭动颈肩或者用另外一只手按摩压痛点，其效果更佳。

一般来说，颈椎病的患者都是长期伏案及不良姿势与体位所造成的，因此，除了运用热敷的方法外，透过医疗体操的运动方式也可矫正不良的工作习惯，改善头颈部功能和平衡颈肩背部两侧的肌肉力量，减轻肌肉痉挛状态，缓解颈椎病理性退化病变的进一步发展，进而防止颈椎病的反复发作。以下是几个实用有效的颈椎医疗运动体操。

顶天立地：两腿张开与肩同宽，双手叉腰。头顶似顶一重物般往上拔伸，目视前方，下颚微收，每次动作约持续 6 秒钟，再还原成预备姿势。

左顾右盼：取站或坐位，头颈部轮流向左、右旋转，动作要缓慢，并逐步增大转动幅度，两眼亦随之尽量向后方看，每个动作约持续 6 秒钟。

前屈后仰：取站或坐位，头颈部尽量向前屈曲，达到可能的最大范围，动作持续约 6 秒钟，还原成预备姿势，然后头颈部向后仰伸，达到可能的最大范围，还原成预备姿势。

颈项侧屈：取站或坐位，头颈部轮流向两侧肩方向侧屈，尽量让耳朵贴近肩膀，每个动作持续约 6 秒钟。

前伸探海：取站或坐位，头颈前伸并轮流转向右下方及左下方，双目向前下方看去，好似向海底窥视般，每个动作持续约 6 秒钟。

回首望月：两腿张开与肩同宽，两手自然下垂。两腿微屈，上体前倾 45°并向右后方旋转，头随旋转方向向后上方做望月状，左手置头后，右手置背后腰际，动作约持续 6 秒钟，还原成预备姿势，换边再重复上述动作。

后头部、头的右侧、头的左侧：头分别向前、后、右、左用力，两手（或单手）同时给予头对抗性的阻力，动作约持续 6 秒钟，让头颈部不产生转动或移位，即让头颈部肌肉做静态的肌肉收缩，如此可强化颈部的肌肉力量，增强颈椎的稳定性。

白鹤探首：两脚张开与肩同宽，双手叉腰，收下颚，面含微笑（放松头面部肌肉），挺胸收腹，身体躯干保持不动，下巴及颈部水平往前探头伸出颈、缩颈，来回活动数次。这套颈部运动对于颈椎病所造成的颈椎生理曲度变平直或反张有矫正的效果。

金狮摇头：两腿张开与肩同宽，双手叉腰。头颈部放松，缓慢做大幅度环转运动，依顺或逆时针方向交替进行，每个动作持续约 6 秒钟。

自我牵引：自我颈椎牵引是外出或工作中，突然感到颈肩酸痛时，简单又立即见效的医疗体操。这种疗法的原理是利用双手向上牵引之力来使椎间空隙牵开，进而改变失衡的椎间关节排列，恢复原有的脊柱生理屈度。做法是双手十指交叉合拢，置于头后枕颈部，先将头后仰，双手逐渐用力向头顶方向持续牵引 5~10 秒钟，如此连续 3~4 次，即可缓解椎间隙压力、消除颈肩酸痛症状。

很多人都不知道，加强肩关节肌肉的锻炼可以预防和延缓颈椎病的发生和发展。据调查，肩关节肌肉发达，力量大的人群中，肩周炎发作的概率可下降 80%，所以，职场人士一定要加强身体锻炼，一个结实的身体不仅能预防颈椎疼痛，还可以抵抗一切病魔。

毛巾包“烂泥”，巧治肩周炎

症状：肩周炎

妙方：取老生姜、葱头各 250～400 克，捣烂如泥，用文火（即小火）炒热后加高度白酒再炒片刻。睡前趁热（以能忍受为度）敷在疼痛处，再用毛巾或布条包紧。第二天早上取下，到晚上再炒热继续敷。一剂药可用 3～4 个晚上。

药理：老生姜即是中药的干姜，性热、味辛，有温经散寒的作用；葱头辛温，能散寒解表，温通阳气；白酒大辛大热，能散寒活血通经。三者混合，加用文火，更助热性，更能发挥温阳散寒、活血通经、止痛消肿的功效，能及时改善局部血液循环，同时使毛细血管通透性降低，加速炎症渗出物吸收和消散，缓解疼痛，消除炎症，增加肩关节周围韧带。

肩周炎是以肩部疼痛和活动障碍为主要症状的疾病，以往多发生于 50 岁左右中老年人群，所以俗称“五十肩”。但是，近来此病开始蔓延到 30 岁左右的年轻白领一族。这些人由于长期坐在电脑前，肩关节的活动相应减少，尤其是上肢长期靠在身旁垂于体侧，已经成为肩周炎最主要的诱发因素。

相信很多职场久坐人士都有类似的体验。长期伏案工作，又缺乏体能上的锻炼，患上了肩周炎，甚为痛苦。严重时手臂不能上举，有时夜间因翻身移动肩部而被痛醒。肩周炎是以肩关节疼痛和活动不便为主要症状的常见病症，女性发病率略高于男性，多见于体力劳动者，常因天气变化及劳累而诱发，以后逐渐发展为持续性疼痛，并逐渐加重，昼轻夜重。

肩周炎按形成原因分为原发性和继发性两种。肩关节是人体全身各关节中活动范围最大的关节。其关节囊较松弛，关节的稳定性大部分靠关节周围的肌肉、肌腱和韧带的力量来维持。由于肌腱本身的血液供应较差，而且随着年龄的增长而发生退行性改变，加之肩关节在生活中活动比较频繁，周围软组织经常受到来自各方面的摩擦挤压，故而易发生慢性劳损并逐渐形成原发性肩周炎。

继发性肩周炎是继发其他疾病发生的肩关节周围炎。最常见的是继发于肩部或上肢急性创伤后的肩周炎。肩部创伤包括肩部骨折，如锁骨骨折、肩胛骨骨折、肱骨近端骨折等；肩袖断裂，韧带断裂等均需要对肩关节进行较长时间的固定。上肢创伤，特别是肱骨骨折也需要对肩关节进行长时间的固定。肩关节长期的固定，会造成肩关节囊粘连，挛缩而发生肩周炎。另外，颈椎病，腰背部疾病也可影响肩关节活动，导致继发性肩周炎。

不管是何种肩周炎，都应及时预防治疗。这里给大家介绍一个妙方。具体做法是：取老生姜、葱头各 250~400 克，捣烂如泥，用文火（即小火）炒热后加高度白酒再炒片刻。睡前趁热（以能忍受为度）敷在疼痛处，再用毛巾或布条包紧。第二天早上取下，到晚上再炒热继续敷。一剂药可用 3~4 个晚上。

老生姜即是中药的干姜，性热、味辛，有温经散寒的作用；葱头辛温，能散寒解表，温通阳气；白酒大辛大热，能散寒活血通经。三者混合，加用文火，更助热性，更能发挥温阳散寒、活血通经、止痛消肿的功效，能及时改善局部血液循环，同时使毛细血管通透性降低，加速炎症渗出物吸收和消散，产生缓解疼痛，消除炎症，增加肩关节周围韧带。

需要指出的是，在使用以上妙方的同时，应积极配合肩部的功能锻炼，适当加强肩部的按摩和活动。这样结合治疗，能加强温阳散寒、疏通经络、分解粘连、活血止痛的功效，最终达到改善肩关节的活动功能并治愈肩周炎的目的。如果患者不方便或因为其他原因不能运动，则可以用下面的两个妙方来代替锻炼。

摇扇防治肩周炎。摇扇子是一种需要手指、腕和局部关节肌肉协调配合的上肢运动。在天热的时候经常摇扇，正是对上肢关节肌肉的锻炼，可以促进肌肉的血液循环，增强肌肉力量和各关节协调配合的灵活性。在夏天，老年人常因风扇、空调猛吹感受风寒引起肩周炎，而摇扇可以远离风扇、空调，并使肩关节得到锻炼。其他季节也可模仿摇扇动作进行锻炼。

拉毛巾治肩周炎。拿一条长毛巾，两只手各拽一头，分别放在身后，一手在上一手在下，像搓澡一样先上下拉动，再横向拉动，反复进行，每次 15 分钟。刚开始可能活动受到一些限制，应循序渐进，动作由小到大并由慢到快，每天早、中、晚各做一次。只要持之以恒，肩周炎的症状就会得到控制和改善。

对于那些尚未患此病的久坐人士来说，可以通过打羽毛球来及时预防。这是因为在挥拍击球、发球、扣球、正反手接球时都是最大限度地活动肩关节，当然也包括肘、腕及手关节。打羽毛球的各种姿势中，有一个使用最频繁的动作，即高抬一手用力扣杀，此时肩关节充分处于前屈、外展、外旋状态，最能发挥肩关节的功能，也最有利于治疗肩关节因活动不足而导致的功能障碍。

具体的练习方法：每天 2 人对打 1 次，每次 0.5~1 小时，运动量以能耐受为度，在各种击球姿势中，应保持一定量的“扣球动作”，以最大限度地活动肩关节及其周围肌群，当然，打乒乓球也可以。

关节痛，按一按虎金寸穴

症状：关节炎引起的关节痛

妙方：按压和香烟灸手背的虎金寸穴可以止关节痛，在家中可以用香烟灸，外出可以按压、揉搓。只要认真地坚持刺激，准会生效。

药理：按摩手背上的虎金寸穴，可促进相关内脏的血液循环，加速关节和末端血液回流。可以有效治疗关节痛。

一般地说，当日温度变化在3℃以上，气压变化大于10百帕以上，相对湿度变化大于10%以上，关节痛病人就会多起来。

疼痛发作也可能出现在天气变化的前一天，这就是“旧伤疼痛明日雨”的由来。因此，有关节炎和其他伤痛的患者，平时要加强锻炼，以改善和调节关节功能，减少关节病痛。在天气变化前采取保暖、驱湿措施。

关节痛是关节炎的表现形式之一，风湿性关节炎的初期，先是小关节痛，随着病情的发展，便会出现大关节痛。发展至此，关节僵硬，活动不便，手脚不灵，不听使唤，这就变成了慢性关节炎，治愈相当困难。由此可知，风湿性关节炎是一种顽症。

防治风湿性关节炎，必须先促进全身血液循环，调整激素平衡，为此，应该用五指指尖的少商、商阳、中冲、关冲、少冲和少泽穴及手指指岔处的四个八邪穴，仔细揉搓指尖和指岔，可促进相关内脏的血液循环，加速关节和末端血液回流。此外，按压促进血液循环的神门穴和太陵穴，调整激素平衡的阳池穴，也会收到理想的效果。

防治关节痛要多晒太阳，注意防寒湿、保暖，膝关节疼痛时，应尽量多休息。疼痛得以缓解后，每天在平地慢走 2 次，每次 20 分钟。减少上下楼梯、跑步等使膝关节负重的运动，不得已走楼梯定要扶住楼梯或持拐杖，不要长时间处于一种姿势。

关节炎是一种常见病，即中医所说的痹症。关节炎是机体一处或多处关节发炎，特征是关节疼痛、肿胀、僵硬、变形或活动范围受限。任何部位的异常都会导致关节炎，而关节炎可以突然发生也可渐渐发生，可表现为剧烈的烧灼样痛或碾磨样疼痛。

关节炎不但种类繁多，而且病因和诱发因素各有不同，这给预防和治疗都带来了较大的困难。但如果在日常饮食上多注意一些，并积极而有效地配合临床治疗，一定能减轻关节炎患者的痛楚，促进患者早日康复。

关节炎病人要多食含硫的食物，如芦笋、鸡蛋、大蒜、洋葱。因为骨骼、软骨和结缔组织的修补与重建都要以硫为原料，同时硫也有助于钙的吸收。大量食用含组氨酸的食物，如稻米、小麦和黑麦。因为许多关节炎患者体内积聚大量的铜和铁，而组氨酸有利于清除机体内过剩的金属。经常吃新鲜的菠萝，可减少患部的感染。保证每天都吃一些富含维生素的食物，如亚麻籽、稻米麸、燕麦麸等。少食或不食花椒、茄子、番茄、土豆等茄属蔬菜，以防这些食物的茄碱干扰患者的酶，而造成不适。禁服铁或含铁的复合维生素。因为铁与疼痛、肿胀和关节损伤有关。不要经常使用铁锅烹饪。习惯用铁锅炒菜可导致类风湿风性关节炎病且很容易旧病复发，发病后血清中的铁含量下降。

关节炎患者平时要多吃些对治疗关节炎有益的营养食品。比如葡萄籽精华素所含的天然维生素 C 和 OPC（葡萄籽中含有的一种被称为“原花色素”的物质）是天然的抗氧化剂，对关节退化引起的慢性炎症有良好的效果。芹菜籽油可以治疗关节疼痛，这是因菜籽油的成分中含有对关节软骨有益的营养物质，而这种物质能够缓解关节疼痛，起到防治关节炎的作用。

还有氨基葡萄糖，氨基葡萄糖取自海产品，如虾、蟹的外壳，它对骨关节炎有正面的效果，对膝关节退行性病变有抑制退化、促进修复的功效。另外，三文鱼油与月见草油也被证实是对关节炎患者相当有益的健康食品。

根除腰椎间盘突出，生姜辣椒热敷

症状：腰椎间盘突出

妙方：将辣椒与生姜切碎放入开水中煮上10分钟，然后用毛巾汲水热敷患处，每日早晚各1次，2周后即可见效。

药理：热量能加速腰椎部的血液循环，将炎性物质运走，从而加快局部的新陈代谢，让椎间盘尽快萎缩、体积变小。腰椎间盘突出发病时腰部肌肉会出现反射性痉挛与收缩，非常不利于血管的扩张与血液循环，而热敷正好可以让腰肌放松，加速病状愈合。另外，妙方中的辣椒含有辣椒素，而辣椒素能消炎止痛，生姜亦如此，同时，它们能促进血液循环。腰部有许多穴位，通过热敷还可以刺激穴位，达到针灸的目的。因此，用热疗法不仅能根治其病，还能使病程缩短。

腰椎间盘突出症又名腰椎间盘纤维症或髓核突出症，是临床症常见的腰部疾患之一。椎间盘是由髓核和纤维环及软骨板三部分组成的，人们步入30岁以后，椎间盘各部分都有不同程度的退化和改变，其弹性和韧性都随之下降，当在劳动或体育活动时腰部遭受扭闪和撞击，抬重物时用力过大、过劳等受伤而引起椎间盘纤维破裂，髓核组织从破裂口脱出，刺激或压迫脊髓神经根而产生腰腿串通，即腰腿伴根性坐骨神经痛等症状，由于本症以腰腿疼痛为主，所以中医称为损伤腰痛。腰椎间盘突出主要是在髓核脱出，一旦突出后就会刺激腰椎神经根，同时造成积液，局部循环机制受到影响，无法靠人体自身能力吸收代谢，中医称之为痹症，长此以往形成堆积钙化，进一步加重神经压迫和刺激，则会造成严重后果（钙化达到一定程度，也就是所谓的骨质化了，则无法再进行药物治疗）。

这种病症初期症状一般会造成下肢神经麻痹，疼痛，马尾神经，坐骨神经丛疼痛。如不认真对待，任其发展，则会进一步引起下肢神经及肌肉萎缩，甚至导致瘫痪。

牵引治疗是一种比较有效的减压措施，通过物理形式拉申脊椎，达到减压目的。但有时则会将已形成粘连的组织强行拉开，造成更大的肌体损伤。所以不建议盲目使用。而手术治疗的方法，主要是切除软骨板或清除压迫神经的髓核组织，实行减压。其方法确实可以在短时间内立竿见影，拍片后脊椎无异常。但实际并没有解决纤维组织无力的根本问题。根据患者具体纤维组织退化程度而定，一段时间后，突出症状即会复发，也因此造成了长期以来患者对手术治疗所反映的复发率高的评价。

在中医看来，中医理论在于以恢复纤维组织弹性为治疗基础，彻底恢复患者机体机能为目的。而非单纯解决暂时的疼痛问题。内服药物作用通常比较缓慢，因内服需通过肝脏吸收，进入血液循环到达患处。药物作用已大量衰减。而大量临床证明，使用外敷方法，通过皮肤毛孔渗透而直达病灶，可以把药效损失控制在最小范围。那么用外敷中药的方法恢复机能，软化占位组织，促进局部循环机能及恢复局部受阻的代谢机能，使占位组织得以吸收和排泄，是可以有效地治疗椎间盘突出的。所以，大多医生建议还是采取中医的外敷治疗为主要方法，每配合一些日常的恢复性锻炼。效果是非常理想的。

具体做法是：将辣椒与生姜切碎放入开水中煮上 10 分钟，然后用毛巾汲水热敷患处，每日早晚各 1 次，2 周后即可见效。其药理在于，热量能加速腰椎部的血液循环，将炎性物质运走，从而加快局部的新陈代谢，让椎间盘尽快萎缩、体积变小。腰椎间盘突出发病时腰部肌肉会出现反射性痉挛与收缩，非常不利于血管的扩张与血液循环，而热敷正好可以让腰肌放松，加速病状愈合。另外，妙方中的辣椒含有辣椒素，而辣椒素能消炎止痛，生姜亦如此，同时，它们能促进血液循环。腰部有许多穴位，通过热敷还可以刺激穴位，达到针灸的目的。因此，用热疗法不仅能根治其病，还能使病程缩短。

最后，腰椎间盘突出疼痛时期，应该注意：睡硬板床。睡硬板床可以减少椎间盘承受的压力；注意腰间保暖，尽量不要受寒。白天腰部戴一个腰围（护腰带），加强腰背部的保护，同时有利于腰椎病的恢复；平时不要做弯腰又用力的动作（如拖地板等），急性发作期尽量卧床休息，疼痛缓解后也要注意适当休息，不要过于劳累，以免加重疼痛；平时提重物时不要弯腰，应该先蹲下拿起重物，然后慢慢起身，尽量做到不弯腰；平时的饮食，多吃一些含钙量高的食物，如牛奶、奶制品、虾皮、海带、芝麻酱，豆制品也含有丰富的钙，经常吃，也有利于钙的补充，注意营养结构。

腰腿痛，拉拉单杠抵灵药

症状：腰腿疼

妙方：吊单杠时，双手握牢横杠，使两脚完全离开地面，让自己的身体因重力自由下垂。开始时，可根据自己的能力，做小运动量的垂吊，每天吊 2～3 次，每次吊 15～30 秒时间，以后再逐渐增加拉吊的次数和拉吊的时间，如有可能，还可使腰腿前后做摆动状，所荡幅度的大小，以自己的体力和疼痛所能承受的程度为宜。

药理：通过拉单杠可以治疗各种与腰部有关的疾病，其妙处就在于吊单杠不仅锻炼了腰部肌肉，而且避免了受损的肌肉出现粘连与痉挛。当腰部肌肉处于健康状态时，就不会引发腰肌劳损和腰椎间突出问题了。

腰腿疼痛，本是中老年人或从事弯腰劳作的劳动者们所常见的一种疾病。可是由于现代人工作环境的原因，要么久站要么久坐，导致很多年轻人也出现了腰腿疼痛。尤其是办公室女性和商场女性，患有此类病痛尤为多数。疼痛严重时，步行、弯腰、屈腿、上下汽车或是日常起居，都觉得十分艰难。

利用运动健身器材，吊吊单杠，可以拉动腰椎骨，强迫它伸直，让向外突出的椎骨再向里收缩，从而缓解双侧神经根受压而产生的疼痛。吊单杠时，双手握牢横杠，使两脚完全离开地面，让身体因重力自由下垂。开始时，可根据自已的能力，做小运动量的垂吊，每天吊 2~3 次，每次吊 15~30 秒时间，以后再逐渐增加拉吊的次数和拉吊的时间，如有可能，还可使腰腿前后做摆动状，所荡幅度的大小，以自己的体力和疼痛所能承受的程度为宜。只要能够坚持 3 个月，腰腿的疼痛程度就会一天天减轻。

筋骨扭伤，巧用仙人掌

症状： 跌打扭伤

妙方： 先冷敷伤处，24 小时后开始热敷，同时取适量新鲜仙人掌，刮去外皮捣成糊状，涂于患处，再用纱布缠裹。每日 2 次。

药理： 血遇热而活，遇寒则凝，所以受伤早期宜冷敷，以减少局部血肿；出血停止以后再热敷，可加速消散伤处周围的淤血。现代药理研究证明，仙人掌中的三萜皂苷有明显的镇痛抗炎作用，比罗痛定的效果还要好。

扭伤，属于闭合性软组织损伤之一。多在外力作用下，使关节发生超常范围的活动，造成关节内外侧副韧带损伤。关节出现疼痛、肿胀、皮下淤血、关节功能障碍等症状，其程度随损伤程度而加重。轻者韧带部分纤维发生断裂，重者则韧带纤维完全断裂，并引起关节脱位或半脱位，同时合并关节内滑漠和软骨出现损伤。在运动中较为常见。

一般来讲，自己活动时扭伤部位虽然疼痛，但并不剧烈，大多是软组织损伤，可以自行医治。可以先用弹性绷带或充气式固定器加以压迫，防止进一步肿胀，同时将下肢抬高增加静脉血回流以防肿胀。此时更是冰敷的最佳时机，冰敷的目的在于防止内出血持续。根据具体情况掌握冷敷频率，登山活动可以按照每小时敷 20 分钟进行，但需避免冻伤。要正确使用热敷和冷敷。热敷和冷敷都是物理疗法，作用却截然不同。血遇热而活，遇寒则凝，所以受伤早期宜冷敷，以减少局部血肿；出血停止以后再热敷，可加速消散伤处周围的淤血。一般而言，受伤 24~48 小时后使用热敷。这一点，对于任何伤口的处理都是应该遵循的原则。同时取适量新鲜仙人掌，刮去外皮捣成糊状，涂于患处，再用纱布缠裹。每日 2 次。

传统中医学认为，仙人掌性味苦寒，入心、肺、胃三经，具有行气活血，清热解毒，散淤消肿之功效。主治心胃气痛、痞块、痢疾、咳嗽、喉痛、肺痈、乳痈、疔疮、烫火伤及蛇伤等。这些在历代中医药文献和民间著作中都曾有记载。

现代药理研究证明，仙人掌含槲皮素-3-葡萄糖甙、异鼠李素、酒石酸、苹果酸、琥珀酸，多种氨基酸、维生素及微量元素等，对金黄色葡萄球菌、大肠杆菌、枯草芽孢杆菌、蜡状芽孢杆菌有抑制作用。仙人掌提取液能抑制 DNA 和 RNA 病毒的复制，并使细胞外病毒失活。此外，仙人掌还有激素样抗炎作用。

有专利记载，从仙人掌中提取芳香族胺和糖类，可用于治疗炎症、疼痛、皮肤瘙痒和局部体温过高等症。民间常用仙人掌治疗乳腺炎、腮腺炎，均有较好的疗效。另外，仙人掌中的三萜皂苷有明显的镇痛作用，比罗痛定的效果还要好。

缓解足跟痛，乌梅捣烂加点醋

症状： 足跟痛

妙方： 取乌梅适量，去核加入醋少许捣烂，再加入少许盐，搅匀，涂敷在患处，用纱布包好、胶布固定。每天敷 1 次，连敷半个月，能有效缓解足跟痛症状。

药理： 乌梅与醋都属酸性，因此乌梅醋具有酸敛作用，对于足跟跟骨滑囊无菌性炎症引起的足跟痛，能起到很好的促进炎症吸收的效果。

足跟痛多见于女性。中医学认为，足跟痛多由肝肾阴虚、痰湿、血热等因素所致。肝主筋、肾主骨，肝肾亏虚，筋骨失养，复感风寒湿邪或慢性劳损便导致经络淤滞，气血运行受阻，使筋骨肌肉失养而发病。

临床统计显示，绝大多数的足跟痛都是由于韧带发炎引起的。人的足后跟由 33 个关节和 100 多块肌腱和韧带组成，脚底的韧带紧连着跟骨的底端，当人行走时，巨大的牵拉力集中在跟骨下面韧带上一个狭窄的区域内，反复地牵拉摩擦容易导致韧带和骨骼结合部位发炎，造成疼痛。同时，体重也和足跟疼痛有一定关系，一般来说，较胖的人更容易患后跟疼痛。

鞋子是引起足跟疼痛的主要原因之一。脚部的骨骼、肌肉和韧带承受着人的整个体重，这就要求鞋子充分地支持足弓，使脚掌受力均匀，使韧带得到适当的放松。但是，有的制造商为降低成本，在鞋子的内部结构上偷工减料，导致鞋内的构造不能有效地支撑足弓，力量集中于脚掌的某一部分，这样会加大韧带的压力，使韧带更容易发炎。

人们要想保护好脚后跟，首先要挑选质量合格的鞋，特别是运动鞋，同时注意不要让脚过度疲劳。有的人由于工作需要，例如售货员，每天站立的时间较长，则可以采用改变站姿的方法，前倾和后倾站立相交替或者时而扶着柜台放松一下脚关节，以防韧带的某一部位长时间承受太大的力量。如果脚跟已经有了疼痛发炎的症状，就应该停止运动，让韧带充分休息。还可以采用一种“跟骨垫”将后跟垫高，使脚掌受力点前移，减少后跟韧带的拉力，帮助韧带尽快恢复。

乌梅与醋都属酸性，因此乌梅醋具有酸敛作用，对于足跟跟骨滑囊无菌性炎症引起的足跟痛，能起到很好的促进炎症吸收的效果。乌梅醋的制法也很简单。取乌梅适量，去核加入醋少许捣烂，再加入少许盐，搅匀，涂敷在患处，用纱布包好、胶布固定。每天敷 1 次，连敷半个月，能有效缓解足跟痛症状。

另外，因为花椒有辛温发散的作用，所以用花椒煮水泡脚也是常用的治疗足跟痛的方法。只需用 15~20 克的花椒与 2 升水共煮，然后用煮好的花椒水泡脚即可。

足跟痛其实还跟生活中的一些习惯有关，例如足跟跟骨滑囊处的无菌性炎症就是因为有些女性为了美，整个夏天都穿着时尚的凉拖鞋，足跟部因长期暴露，不能得到保护，受到寒邪的侵袭，导致冬季足跟痛。因此，患了足跟痛，一定要注重足部的保暖，并可在足跟部用厚的软垫保护，也可以应用中空的跟痛垫来空置骨刺部位，以减轻局部摩擦、损伤。还可用热水泡脚，然后涂抹一些按摩乳、药油等缓解疼痛。

关节肿痛有妙方

症状：关节肿痛

妙方：① 干地黄 95 克，当归 3 克，白金条（即人角枫）须根 5 克，刺三甲5克。将上述几种药切成薄片，加水800～1000毫升，约煮1小时，2次温服，隔日1剂。对各类关节炎有效。② 鲜三白草1000克，鲜皂角刺250克。用沙锅置火炉上，纳药加水适量，煮沸后即直接熏蒸局部，或用多层纱布覆盖以助熏蒸。治疗时炉火保持适度。1日熏蒸2次，每次30～60分钟。如疼痛剧烈，治疗时间可适当延长。③ 红辣椒30个，老姜100克（切碎或打细），胡椒90粒，花椒20粒，用白酒浸泡（浸泡时间：腊月1个月，七八月份10天，其他时间20天）。用布条蘸药酒擦患处，每次只能擦一个部位，一般只需2～3天，严重的7～8天会有所缓解。涂抹后患处会发热，只能用手轻拍退热，决不能用手抓、抠。此方主治风湿麻木、关节炎、凉痛；对肩周炎、类风湿、骨质增生者禁用。

药理：关节疼痛病因众多，除最常见的因退变导致的骨关节炎外，还可能与身体的一些其他疾病有关，以上三方对风湿、类风湿性关节炎，肿瘤、肺结核、某些血液病及急性传染性疾病引起的关节肿痛有很好的疗效。

春季减衣忙，夏秋露臂腿，冬为好身材，不忙添衣裳。关节疼痛始终是女性朋友们挥之不去的噩梦，给众多女性的生活和工作带来诸多不便。天气变冷会引起关节炎疼痛，天气炎热也会手脚酸痛，就没有个舒服的时候。尤其是深秋初冬，气温下降。关节疼痛更是愈疼愈烈。临床医学证明，寒冷（特别是持续受凉和巨大的温度反差）可导致肌肉和血管收缩，从而引起关节疼痛。所以在气象要素变化剧烈的秋冬过渡季节，关节疼痛的患者明显增多。

日常生活中如何应对关节疼痛？第一，应注意受累关节的保暖，如用热水袋热敷等。第二，急性疼痛期要适当减少关节的活动，如减少走路、跑步和登山、爬楼等，让关节得到充分休息，以利于关节的修复。第三，可短暂服用一些非甾体类消炎镇痛药物或局部使用消炎止痛膏药等缓解症状。第四，如果通过以上方法仍然不能奏效，则要及时到医院接受系统治疗。

骨关节炎是一种常见的慢性疾病，其早期症状主要表现为关节局部肿痛；晚期多会造成关节畸形。早期疼痛往往并不严重，患病关节仅表现为酸痛或轻度疼痛，遇天气变化或劳累后，症状加重，休息后减轻，此期关节活动一般不受限制，易因被患者忽视而延误就诊。随着病情的发展，关节发生肿胀；到了晚期，由于关节周围肌肉的保护性痉挛和关节结构被破坏，可导致关节功能部分或全部丧失，出现晨僵、活动不灵活、骨刺等症状。

骨关节炎重在预防，延缓疾病的进一步发展。从年轻时起就应多注意关节的保健，保持正常体重、避免肥胖；防止过度疲劳，避免让关节经受长期压力；改变过量饮酒等不良生活习惯，可减少患骨关节炎的危险。从饮食、运动等多方面着手综合调养，不但可减轻罹患退化性关节炎的概率，而且可以延缓关节的退化，通常可采用的保健方法包括三方面内容，即体育锻炼、止痛和控制体重。其中适当运动对控制病情发展尤其重要。可选择冲击力小的温和运动，如散步、打太极拳、原地活动腰髋或四肢等。根据自身情况，不能一次做完的活动可分阶段完成。如果条件受限（如不能到户外活动）或体重超重的患者，也可在室内通过变换体位、伸腰侧身、抬腿举手等方式，使全身关节得到活动，从而达到缓解肢体和关节僵硬的目的。运动时要注意循序渐进，可选择一些娱乐性强的活动。运动方式也可多样化，只要能使全身及四肢“动起来”就好。

季节变换，要防旧伤痛

症状：旧伤痛

妙方：①桂枝芍药茶：取桂花10克，芍药10克，大枣5颗，加水800毫升，浸泡15分钟后煎熬成500毫升，取汁当茶饮，每日1剂，对预防和治疗手术疤痕的疼痛有效。②当归红花酒：取当归20克，红花10克，分别浸泡于50毫升50度的白酒中，48小时后过滤，二液混合后再加入白酒至150毫升，混匀即可。每日 3 次，每次 2～3 毫升，饭后服，对春季外伤部位的旧病复发有效。③ 木瓜羊肉汤：取木瓜 30 克，伸筋草 15 克，羊肉 250 克。先将木瓜、伸筋草洗净后用白布包扎，再加水与羊肉共煮，旺火烧开后，以文火慢煨，待肉烂熟则加适量食盐、味精、胡椒粉，食肉喝汤，对骨折后旧伤疼痛特别有效。

药理：以上三个食疗方有祛风寒、保阳气的功效，对预防和治疗旧伤疼痛，尤其是对季节变化引起的关节痛，有非常好的效用。值得注意的是，以上三方，凡有内热或阴虚盛者皆不宜。

要想弄清楚季节变换为什么易发旧伤痛，必须对一年四季换季的气候特征有个大致的了解。我国属季风气候区，春天和冬季、冬季和秋季季风交替转换的过渡时期，冷暖空气时常交汇，形成“锋面”天气带。气候统计表明，我国许多地区在季节转换期间，每隔三五天就会有一次冷空气入侵，故“三暖四寒”天气最为常见；有时，上午还风和日丽，下午就冷锋过境，天气即刻转为阴雨，所以“换季天气孩儿脸，一天变三变”，也是换季气候的一个特征。由于冷暖空气经常交替，所以换季时的空气湿度变化也较大。

从生理角度上说，曾经历过骨折、手术或有其他陈旧性外伤的患者，其伤口部位的皮肤和皮下组织会形成疤痕，疤痕内有无数个纤细的神经纤维，它们对外界气象条件的变化相当敏感。春天里，寒热变化无常，直接刺激了疤痕内的神经纤维，使人感到不适；而春季里，天气时阴时雨，湿度时高时低，也使得疤痕组织随着这多变的气候收缩或松弛，这样就会对神经纤维产生挤压或牵拉的刺激，从而导致疼痛。当然，对于一些做过内科手术的患者来说，由于被手术脏器的生理功能降低，天气的变化也会引起疼痛。以胃部手术为例，当冬春季出现寒潮天气时，由于气温变化幅度大，患者多半都会出现胃部（伤口处或非伤口处）疼痛和不适。

换季时节，由于天气变化较快，忽冷忽热，忽风忽雨，一些老毛病就会容易复发。许多做过手术，或曾经骨折，或有其他陈旧性外伤的人，每当到了气候多变的春天，旧伤部位往往会发生疼痛，有的关节僵硬、肿胀，如不注意保健或及时治疗，会使病情加重，给生活带来一些不便。

春寒可导致旧伤疼痛，秋风也能吹起旧伤疼痛。因此，要防止或减轻旧伤疼痛，患者要注意保温，随着天气的变化而及时增减衣服，以保证旧伤处的温度尽量恒定。寒湿不分家，寒是“杀手”，而湿是“帮凶”。所以，居室内要保持干燥，不要经常待在环境潮湿的地方，以免疼痛加重。“痛则不通，通则不痛”。平时应多多揉按患部，或做理疗、按摩等治疗，以使疤痕变软和加强局部血液流通，以减轻疼痛。中医还认为，如果体内阳气不足，则“寒从内生”，一旦“外寒”促发“内寒”，则会使疼痛加剧。因而，还应注意体育锻炼，增强体质。

第九章

女人肠胃养生妙方

鸡蛋壳搞定胃反酸

症状：胃反酸

妙方：将鸡蛋壳洗净打碎，放入铁锅中，用文火炒黄（不能焦），然后研末，研得越细越好，最后用白开水送服，每日2～3次，每次3～5克，见效后用量逐减。

药理：现代药理学表明，蛋壳的主要成分是碳酸钙，约占93%，有制酸作用，研成的粉末进入胃部掩盖在炎症或溃疡的外表，可降低胃酸浓度，起到保护胃黏膜的作用。蛋壳中还含蛋白质3.2%，碳酸镁1.0%，磷酸钙及磷酸镁2.8%，这些物质对受损黏膜的修复都很有益。此外，蛋壳的内膜也有保护胃黏膜的作用。

日常生活中，有些人常出现"烧心"症状，感到有一股"酸气"从口腔涌出，非常难受，这种现象在医学上通常称为"反酸"。

胃反酸是一种常见的消化道症状，并非都是胃有毛病。当胃酸过多时，酸性分泌物会刺激胃黏膜，引起反酸，让人有胃灼热的感觉。造成胃酸过多和反酸的原因主要有两种：一是生理性反酸，即当精神紧张、过度疲劳、情绪不佳时，大脑皮质功能紊乱，不能很好地管辖胃酸分泌的神经，促使胃酸分泌增多；饮食不当，如过甜、过咸、过辣、过酸、过冷、过烫的食物都可刺激胃酸分泌增多；而某些粗粮、红薯、马铃薯等含多量淀粉、糖、酸等，会刺激胃产生大量胃酸，况且不易消化的食物，剩余的糖分在胃肠道里发酵，也要诱发反酸。此外，某些药物，如阿司匹林、利血平、保泰松等，也可刺激胃酸分泌增多。二是病理性反酸。慢性胃炎、胃或十二指肠溃疡病等，可促使胃酸增多，常常出现反酸。

可以说，几乎每个人都会遇到胃反酸的情况。大多数人认为，胃反酸就是有点“烧心”，过一段时间就能好，无须多加注意。但中医会提醒您，胃反酸可能是一种偶发现象，但是如果这种现象的持续时间很长，则可能变成医学上所说的胃食管回流病。尽管这种疾病可治愈，但前提是消化道疾病患者自己首先必须重视。

现代药理学表明，蛋壳的主要成分是碳酸钙，约占93%，有制酸作用，研成的粉末进入胃部掩盖在炎症或溃疡的外表，可降低胃酸浓度，起到维护胃黏膜的作用。蛋壳中还含蛋白质3.2%，碳酸镁1.0%，磷酸钙及磷酸镁2.8%，这些物质对受损黏膜的修复都很有益。此外，蛋壳的内膜也有保护胃黏膜的作用。清代和近代的很多名中医都喜欢以此为药引，处方名为凤凰衣。

胃病的种类不少，病理表现也非常复杂，胃酸过多只是其中一种。作为治疗，制酸固然重要，但却不是治本之法，所以还是建议胃病患者，要明确诊断，特别要排除恶性肿瘤等疾病，然后再使用本法。

减轻胃下垂，常做仰卧起坐

症状： 胃下垂

妙方： 仰卧起坐，每日做3～5次，每次直到做累为止。在普通仰卧起坐的基础上，可以练习半仰身坐。

药理： 通过持续的仰卧起坐运动可以改善膈肌悬吊力不足，肝胃、膈胃韧带功能减退而松弛，腹内压下降及腹肌松弛等症状，而这些因素正是产生胃下垂的根本原因。

胃下垂是指站立时，胃的下缘达盆腔，胃小弯弧线最低点降至髂嵴连线以下，称为胃下垂。轻度胃下垂多无症状，中度以上者常出现胃肠动力差，消化不良的症状。该病的发生多是由于膈肌悬吊力不足，肝胃、膈胃韧带功能减退而松弛，腹内压下降及腹肌松弛等原因，加上体形或体质等原因，使胃呈低张的鱼钩状，即为胃下垂所见的无张力型胃。正常腹腔内脏位置的固定主要靠三个因素：横膈的位置和膈肌的活动力；腹肌力量，腹壁脂肪层厚度的作用；邻近脏器或某些相关韧带的固定作用。由于病因及原发性疾病和体质的不同，其肌力低下的程度、韧带松弛的程度存有一定的差异，其下垂程度不同，临床表现也不同。如无力型者往往伴全身脏器下垂，其悬吊、固定脏器的组织韧带全部为低张力。而慢性消耗性疾病或久卧少动者，往往是腹肌张力下降，膈肌悬吊力不足和胃肝韧带松弛，常不合并全身脏器下垂。

胃下垂的治疗，要以功能锻炼和饮食调养为主。患者应经常参加体育活动，在全身性运动的基础上，着重对腹肌进行锻炼。没有条件使用体育器械锻炼者，可采取仰卧起坐的简便方法，每日做 3~5 次，每次直到做累为止。

在普通仰卧起坐的基础上，可以练习半仰身坐。它是在仰卧起坐的基础上，对腹直肌进行强化训练的有效方法。做仰卧起坐时，上体由平卧升起至与地面成 45 度角前不是腹直肌负担最重的阶段，因为有胸锁乳突肌、胸大肌、肋间肌、腰小肌、腰大肌和髂肌等的协同工作。超过 45 度后，由于上体重心至臀部支点的“阻力臂”不断缩短，腹直肌所起“吊车作用”的负担量越来越小，因而也不是腹直肌负担最重的阶段，只有处在 45 度角才是开发它“抗阻力生长机能”的最佳时机。因此，延长身体在 45 度角的持续时间是增大腹直肌刺激量的有效方法。半仰身坐的方法为，仰卧在地板或床上，双手抱头，两脚钩住床头的皮带等固定物。接着，挺胸直腰、头部上顶，以拉长上体的“重力臂”。然后，意念腹直肌发力，上体平稳升起，当与地面成 45 度夹角时，保持姿势不动，做静力性锻炼。呼吸为顺畅的胸式呼吸，不能屏气憋劲。静停 30 秒左右为 1 组，遂仰卧或起身休息。可利用休息时间进行深呼吸和腹部自我按摩。练习 4~8 组，每组间歇 1 分钟左右。练到一定程度后，可延长静停时间。随着半仰身坐能力的不断提高，可两手在头后抱握哑铃或杠铃做动作，以增大腹直肌的负荷量，促使其强壮。另外，还可结合做一些拓展性的动作。

此外，要少食多餐，选择易消化而富于营养的食物，餐后应卧床休息 45~60 分钟，以减轻胃的负担，同时减少站立时间，避免过度劳累。

患了胃溃疡，请用云南白药

症状：消化性溃疡

妙方：取云南白药 0.25～0.5 克，用温开水送服，每天 4 次。由肝胃不和、消化不良所致的胃溃疡，可用云南白药 1 瓶，红枣、饴糖各 500 克，将红枣与饴糖蒸熟后，先吃枣肉，再服云南白药。

药理：云南白药的主要成分是三七，三七可以增加黏膜微循环，促进黏膜上皮细胞再生，进而促进溃疡面愈合。云南白药还可显著增强巨噬细胞的吞噬功能，抑制炎症介质释放；同时还能促进溃疡面的愈合与修复；有效成分对幽门螺杆菌有抑制作用，能防止幽门螺杆菌产生耐药性。云南白药的止血效果佳，对伴有出血的胃溃疡效果（症状为大便黑色）更好。

许多人因为工作紧张、饮食不规律而导致胃肠功能失调，胃酸分泌增多，这种情况如长期得不到改善，便会引发为胃溃疡。中医认为，胃溃疡的常见病因有情志内伤、饮食劳倦、六淫邪毒等，根本原因在于脾胃虚寒，表现为气滞、郁热、痰饮、淤血等，所以临床治疗多以疏肝和胃、温中健脾、养阴益胃、活血化瘀等治法为主。

云南白药是家庭常备药物之一，具有止血、镇痛、消炎等功效，主要用于跌打损伤、各种出血症等，对胃溃疡也有治疗作用。现代药理研究表明：云南白药可明显提高免疫功能，通过保护胃及十二指肠黏膜，减轻黏膜炎症，改善微循环，加速黏膜修复，促进溃疡愈合。云南白药的主要成分是三七，三七可以增加黏膜微循环，促进黏膜上皮细胞再生，进而促进溃疡面愈合。云南白药还可显著增强巨噬细胞的吞噬功能，抑制炎症介质释放；同时还能促进溃疡面的愈合与修复；有效成分对幽门螺杆菌有抑制作用，能防止幽门螺杆菌产生耐药性。云南白药的止血效果佳，对伴有出血的胃溃疡效果（症状为大便黑色）更好。

胃溃疡患者可取云南白药 0.25~0.5 克，用温开水送服，每天 4 次。由肝胃不和、消化不良所致的胃溃疡，可用云南白药 1 瓶，红枣、饴糖各 500 克，将红枣与饴糖蒸熟后，先吃枣肉，再服云南白药。另外，民间妙方有：乌贼骨 50 克、浙贝母 200 克，共研细末，混匀，每日服 2 次，每次 4 克，连服 1~3 周；该方主要用于伴有反酸、呕吐等症的胃溃疡。

胃寒胃热，找准穴位按摩就好

症状：胃寒，胃热

妙方：①按摩足三里穴。②睡前用手心按摩腹部，单手手心贴在腹部以肚脐为中心，顺时针和逆时针各按摩相同的圈数，直至手掌心感到热。

药理：足三里穴是胃经的合穴，四总穴之一，能通心腹胀，善治胃中寒以及肠鸣并泄泻。腹部按摩可以促进肠蠕动，加快消化和提高肠道的吸收功能，并促进睡眠，提高睡眠质量。

近年来，由于种种原因，胃病在我国普通人群中发病率较高，尤其是白领人群。由于工作繁忙，不按时进餐，暴饮暴食，快速进食等种种不良饮食习惯使白领人群饱受胃痛的折磨。下面的妙方，可以帮您排忧解难。

中药治胃痛要分清胃热还是胃寒，不要乱用。正常来说，胃部会分泌黏液保护胃壁，分泌消化液及胃酸来帮助消化。胃寒者正是因为消化液及胃酸过少，以致胃口呆滞、食欲缺乏，整天感到腹胀口淡，有时甚至作呕想吐。从中医角度解释，胃寒是因不够气所致，气不足指胃功能低下、胃部肌肉弹性不够，影响蠕动及分泌液的供应。至于胃热，粗略可分两种：一种是胃炎，同样会感到胃胀、没食欲，唯一与胃寒不同的地方是胃热者会感到口苦，兼有口臭；另一种胃热的情况则完全不同，患者胃口大开，好像永远吃不饱，原因是他们阳火过盛伤津，胃部过度活跃，蠕动加快，所以食欲增加。早期糖尿病患者正是有此情形，阴液不足，吃得多，拉得多，睡得多。假如你有类似情况，必须及早检查。

这里介绍几种摆脱胃寒与胃热的传统按摩法。

第一招按摩足三里穴。俗话说：三里膝眼下，三寸两筋间，能通心腹胀，善治胃中寒，肠鸣并泄泻，腿肿膝胫痠，伤寒羸瘦损，气蛊及诸般，年过三旬后，针灸眼便宽，取穴当审的，八分三壮安。足三里的取穴方法为，位于外膝眼下四横指、胫骨边缘。找穴时左腿用右手、右腿用左手以食指第二关节沿胫骨上移，至有突出的斜面骨头阻挡为止，指尖处即为此穴。当然，也可以尝试另外一种简易找穴法：从下往上触摸小腿的外侧，在膝盖骨下面，可摸到凸块（胫骨外侧髁）。由此再往外，斜下方一点之处，还有另一凸块（腓骨小头）。这两块凸骨以线连结，以此线为底边向下作一正三角形。而此正三角形的顶点，正是此穴。本穴是胃经的合穴，四总穴之一，艾灸的话，作用会更加显著。

此外，还有一种腹部按摩法。具体做法是：睡前用手心按摩腹部，单手手心贴在腹部以肚脐为中心，顺时针和逆时针各按摩相同的圈数，直至手掌心感到热，累了可以换另外一只。做的同时配合深长的呼吸，将注意力集中在呼吸和按摩上。这样的按摩可以促进肠蠕动，加快消化和提高肠道的吸收功能，并促进睡眠，提高睡眠质量。

甘草水拌蜂蜜，胃炎胃痛都治好

症状： 慢性胃炎，胃痛

妙方： ① 取甘草 10 克，开水泡 20 分钟后，再加 2 勺蜂蜜，搅拌后，于饭前 1 小时喝下，每日 3 次，连服 4 周。② 用蒲公英 30 克泡水，早中晚各 1 次饮用，服用 4 周即可。

药理： 甘草与蜂蜜都有杀菌作用，能杀死幽门螺杆菌，尤其是杀死已经具有对常规抗生素耐药的幽门螺杆菌。另外，蜂蜜有调脾养胃的作用，能有效修复胃黏膜。至于饭前 1 小时喝是为了避免分泌过多的胃酸。研究表明，饭后进食蜂蜜会使胃酸分泌过多而引起胃反酸，而饭前进食则可减少胃酸分泌。蒲公英入药方，是因为它不但有杀灭抑制幽门螺杆菌的作用，还有修补胃黏膜损伤的效果，跟蜂蜜差不多。

现已证实幽门螺杆菌是慢性胃炎的主要致病因子。幽门螺杆菌主要存在于口腔和胃肠道内，不少人并不知道自己被感染。若经常感到胃痛（季节、气候变化时易发作）、腹胀、不消化、口臭、泛酸水、嗳气等，很可能被幽门螺杆菌感染了，应尽早到医院进行幽门螺杆菌检查。

幽门螺杆菌具有极强的传染性，通过被感染的食物和水进入人体，在胃黏膜上“落户定居”、繁殖，先导致胃炎，后发展成胃溃疡、胃癌。一般通过三个途径传染：一是碗筷，每天将碗筷煮沸 10~15 分钟，可杀死多数幽门螺杆菌；二是床铺，带有幽门螺杆菌的人，可通过唾液和呼吸传染被褥、枕头，造成家人之间的传染，应经常消毒换洗被褥、枕头；三是猫、狗等宠物容易携带幽门螺杆菌，应避免与宠物亲密接触。

药物治疗幽门螺杆菌感染，通常为服用2~3种抗生素加质子泵抑制剂，俗称三联疗法。但容易产生幽门螺杆菌的耐药性，并带来破坏消化道内益生菌群的副作用。所以，我们不妨考虑利用中药来治疗。这里推荐给大家一个妙方，就是甘草蜂蜜水。具体做法是：取甘草10克，开水泡20分钟后，再加2勺蜂蜜，搅拌后，于饭前1小时喝下，每日3次，连服4周。此方的药理在于，甘草与蜂蜜都有杀菌作用，能杀死幽门螺杆菌，尤其是杀死已经具有对常规抗生素耐药的幽门螺杆菌。另外，蜂蜜有调脾养胃的作用，能有效修复胃黏膜。至于饭前1小时喝是为了避免分泌过多的胃酸。研究表明，饭后进食蜂蜜会使胃酸分泌过多而引起胃反酸，而饭前进食则可减少胃酸分泌。

除了甘草和蜂蜜外，还有一个好方子。就是用蒲公英30克泡水，早中晚各1次饮用，服用4周即可。蒲公英入药方，是因为它不但有杀灭幽门螺杆菌的作用，还有修补胃黏膜损伤的效果，跟蜂蜜差不多。

在使用妙方的同时，如果能在饮食上加以辅助，将会使慢性胃炎更快愈合。下面我们介绍几种食物治疗幽门螺杆菌感染的妙方，既能去病，又不伤胃。

首先是卷心菜。卷心菜有抗生素的作用，可杀死包括幽门螺杆菌在内的多种细菌，每天喝用1/4个卷心菜榨的汁，3周后可减轻由胃溃疡和十二指肠溃疡造成的腹痛，并有助于两种溃疡病的愈合。卷心菜还含有一种类似甘胃酮的化学物质，可刺激胃肠细胞分泌黏液以形成屏障，从而与胃酸隔离，保护胃不受伤害。卷心菜越新鲜，抗溃疡的效果越好。

其次是紫皮独头大蒜，它可抑制幽门螺杆菌繁殖。新鲜大蒜比较辛辣，杀菌力较强。坚持每日吃饭时生吃1个紫皮独头大蒜，2周后抑菌效果即可显现。

其实，患者朋友在日常生活中经常清洗口腔，也能起到防治幽门螺杆菌的作用。口腔是幽门螺杆菌的重要感染源，服用甲硝唑等抗生素治疗，一般对胃里的幽门螺杆菌有杀灭作用，但对口腔里的却往往无效，这就容易使口腔中的病菌进入胃肠道，导致反复感染发作。所以要防止胃肠道感染，首先要彻底清除口腔中的幽门螺杆菌。在牙菌斑中也存在大量的幽门螺杆菌。当机体抵抗力下降时，随唾液或食物咽到胃里的幽门螺杆菌便“兴风作浪”，导致胃病的发作。口腔中的幽门螺杆菌还可导致口臭。防治幽门螺杆菌必须注意口腔清洁，每月更换牙刷，并坚持每餐饭后漱口刷牙，以防止牙垢和牙菌斑的形成。另外，也可自制杀灭幽门螺杆菌的药物牙膏，将薄荷叶 20 克（药店有售）研成粉，挤出牙膏 60 克放在干净容器里，加入薄荷粉搅拌均匀，每日用其刷牙，连续使用 30 日，可有效杀灭寄生在牙菌斑上的幽门螺杆菌。

佩戴假牙的中老年朋友更要注意保持口腔清洁，每晚临睡前，将假牙取下放入洗米水中浸泡，次日起床后将假牙取出，在清水中用软毛刷洗涮干净，戴入口内。洗米水中含有多种生物酶，具有去污功能，可避免牙菌斑形成，而且洗米水对假牙没有腐蚀作用。

治疗胃胀打嗝，饭后请喝三杯黄连水

症状：胃胀

妙方：黄连泡水，每日饮 3 杯，宜饭后 2 小时饮。

药理：在病理情况下，当胃、十二指肠存在炎症、反流、肿瘤或胃液、十二指肠液成分发生改变时，就会使胃的排空延缓，食物不断对胃壁产生压力；同时，食物在胃内过度发酵后产生大量气体，使胃内压力进一步增高，因而就出现了上腹部的饱胀、压迫感，即胃胀。而胃炎与肠炎的致病因素主要在于幽门螺杆菌，所以我们用黄连来杀死病菌。

在《灵枢·胀论》篇中，形象地描述了胃胀病的特点：“夫胀者，皆在于脏腑之外，排脏腑，扩胸胁，胀皮肤，故名曰胀。”胃的生理功能主要是：暂时储存食物和消化食物。食物由胃进入小肠的过程称为胃的排空。一般在食物入胃后5分钟就有部分就开始排入十二指肠。不同的食物排空的速度不同，混合食物由胃完全排空通常需要4~6小时。胃的排空主要取决于幽门两侧（胃内和十二指肠内）的压力差。

食物在胃的排空过程中引起胃运动，从而产生胃内压。当胃内压大于十二指肠内压时，食物即可由胃排出。反之，十二指肠内容物对胃运动的抑制，则减慢胃的排空。在病理情况下，当胃、十二指肠存在炎症、反流、肿瘤或胃液、十二指肠液成分改变时，就会使胃的排空延缓，食物不断对胃壁产生压力；同时，食物在胃内过度发酵后产生大量气体，使胃内压力进一步增高，因而就出现了上腹部的饱胀、压迫感，即胃胀。从中医理论来讲，胃胀的产生主要是由于各种病因影响到胃腑，使胃气不能正常和降，气机停滞于胃脘而形成的。

现代医学表明，胃炎与肠炎的致病因素主要在于幽门螺杆菌。幽门螺杆菌的传染力很强，可通过手、不洁食物、不洁餐具等途径传染。幽门螺杆菌进入胃后，借助菌体一侧的鞭毛提供动力穿过黏液层。研究表明，幽门螺杆菌在黏稠的环境下具有极强的运动能力，强动力性是幽门螺杆菌致病的重要因素。幽门螺杆菌到达上皮表面后，通过黏附素，牢牢地与上皮细胞连接在一起，避免随食物一起被胃排空，并分泌过氧化物歧化酶（SOD）和过氧化氢酶，以保护其不受中性粒细胞的杀伤作用。幽门螺杆菌富含尿素酶，通过尿素酶水解尿素产生氨，在菌体周围形成“氨云”保护层，以抵抗胃酸的杀灭作用。

正常情况下，胃壁有一系列完善的自我保护机制（胃酸、蛋白酶的分泌功能和不溶性与可溶性黏液层的保护作用以及有规律的运动等），能抵御经口而入的千百种微生物的侵袭。自从在胃黏膜上皮细胞表面发现了幽门螺杆菌以后，才认识到幽门螺杆菌几乎是能够突破这一天然屏障的唯一元凶。

至于如何杀灭幽门螺杆菌，我们在前面已提过，具体做法是：取甘草10克，开水泡20分钟后，再加2勺蜂蜜，搅拌后，于饭前1小时喝下，每日3次，连服4周。其药理在于，甘草与蜂蜜都有杀菌作用，能杀死幽门螺杆菌，尤其是能杀死已经具有对常规抗生素耐药的幽门螺杆菌。另外，蜂蜜有调脾养胃的好处，能有效修复胃黏膜。此外，黄连泡水也能有效地杀死幽门螺杆菌，许多朋友受不了黄连的苦，殊不知苦尽甜来，所以不如静下心来体会它的苦。

在把胃胀治好的同时，还要注意饮食习惯，如定时定量，少食多餐，细嚼慢咽。尤其忌食烟熏、腌制食物，因为含亚硝胺的腌制食品具有致癌作用，在幽门螺杆菌阳性的作用下会更甚。

拉肚子怎么办？小米粥加盐疗效好

症状：拉肚子

妙方：小米粥加盐，空腹饮食。

药理：拉肚子的时候，人体内的消化液会严重流失，进而使人体体液下降，造成脱水。机体在丢失水分的同时，电解质特别是钠离子也发生不同程度的丧失，所以脱水实际上包括水分和电解质的共同丢失，而电解质存在于盐水当中，因此要多饮盐水，但是，如果只喝盐水的话，小肠上皮细胞内无法形成较高的渗透压，以至于不能很快地吸收水，只有加葡萄糖才能解决这个问题，而葡萄糖又不能通过一般的果糖来补充，因为能将果糖水解成葡萄糖的酶是在小肠内产生的，但人在拉肚子时小肠的酶已经所剩不多，无法完成水解功能，所以只能通过米汤当中的淀粉水解成葡萄糖来补充，因为淀粉真正被分解是靠胰淀粉酶，而胰淀粉酶是由胰脏分泌。因为胰脏并不在消化道内，所以拉肚子对胰脏功能没有影响，可以分泌胰淀粉酶将淀粉水解。至于为什么要喝米汤而不直接吃饭，就是因为流体食物和酶的接触面积大，能较快地被酶水解，形成浓度较高的葡萄糖利于水分的吸收。

提起拉肚子，我们首先要说说脱水。因为拉肚子拉得厉害就会造成体内消化液严重流失，进而使人体体液下降，造成脱水。那么，什么是脱水?

机体在某些情况下，由于水的摄入不足或丢失过多，以致体液总量明显减少的现象，称为脱水。机体在丢失水分的同时，电解质特别是钠离子也发生不同程度的丧失，所以脱水实际上包括水分和电解质的共同丢失。脱水持续进行，从皮肤和呼吸器官蒸发的水分相应减少，散热发生障碍，因而使体温升高。此种因脱水所致的发热，通常称为脱水热。严重脱水时，由于细胞外液的渗透压极度增高，故可导致细胞脱水。此时，脑组织体积缩小，内压降低，引起大脑皮层和皮层下各级中枢的功能相继紊乱，所以患病动物呈现出运动障碍和昏迷等神经症状，甚至可导致死亡。

一般在脱水情况下，医生都会给病人补液，就是葡萄糖和电解质（盐溶液），补充人体体液的缺失。但吊盐水是一件麻烦的事，所以现在常用口服的方法将葡萄糖和盐溶液一起服下去用来补充脱水。为什么盐水一定要和葡萄糖一起服用呢？因为单独服用盐水，人体对水分的吸收和无机盐的吸收远没有加葡萄糖的效果好。

如果只喝盐水的话，小肠上皮细胞内不能形成较高的渗透压，以至于不能很快地吸收水分。那我们为什么一定要用米汤来补充葡萄糖呢？我们为什么不直接吃点糖呢?

我们吃的糖一般为果糖（白糖、普通的糖果等），而能将果糖水解成葡萄糖的酶是在小肠内产生的。由于拉肚子，小肠的酶已经所剩不多，无法完成水解功能，所以吃糖是不行的。但为什么喝米汤就行呢?

大家都知道，我们吃的米里面含有淀粉，淀粉可以水解成葡萄糖，而水解淀粉的酶叫淀粉酶，分为唾液淀粉酶和胰淀粉酶。由于食物和唾液接触时间不是很长，并且唾液也不能将淀粉水解成葡萄糖（分解成中间产物）。所以，淀粉真正被分解是靠胰淀粉酶，而胰淀粉酶是由胰脏分泌。因为胰脏并不在消化道内，所以拉肚子对胰脏功能没有影响，可以分泌胰淀粉酶将淀粉水解。至于为什么要喝米汤而不直接吃饭，就是因为流体食物和酶的接触面积大，能较快地被酶水解，形成浓度较高的葡萄糖，利于水分的吸收。

除了小米加盐能防治拉肚子外，喝酸奶也是个不错的办法。许多拉肚子的病人都有过这样的经历：吃抗生素后常会腹泻，此前也没吃什么脏东西，少数人甚至会因为不明原因的腹泻去医院求诊。其实，这种腹泻是使用抗生素后菌群失调的缘故。大家都知道，抗生素对治疗细菌感染起着重要的作用，但它是一把双刃剑，在杀灭外来致病细菌的同时，也会破坏人体内的正常菌群。我们的肠道内，寄居着数以亿计的细菌，形成了一个相互制约的微生态系统，保持着内环境的稳定，并阻止致病菌在肠道内生长繁殖等。长期使用抗生素，会破坏肠道内微生态平衡，益生菌被抑制，少数致病菌和耐药菌趁机异常繁殖，引起肠道菌群失调，表现出腹泻等症状。这种现象被称为“抗生素相关性腹泻”。这时，就需要喝点酸奶了。酸奶中含有大量的乳酸杆菌，还含有能调节肠道菌群的双歧因子，大家在使用抗生素后，不妨喝点酸奶，以补充肠道的有益菌群，每日饮用 500~750 毫升酸奶就有很好的治疗作用。但不要用酸奶送服药物。

另外，拉肚子的病人身体虚弱、抵抗力差，胃肠道易并发感染，更应注意饮食卫生，不吃生冷、坚硬及变质食物，禁酒及辛辣刺激性强的调味品，杜绝生食。不过喝酸奶治拉肚子却是有一定道理的。酸奶中含有益生菌，它可改善肠道微生物平衡，产生有益作用的活的微生态环境。益生菌可预防抗生素相关腹泻和婴儿腹泻，同时注意益生菌不能与抗生素联合使用。

胃寒怎么办？食疗有妙方

症状： 胃寒

妙方： ① 白胡椒酿红枣。红枣 5 颗，白胡椒 10 粒。先将红枣洗净去核，白胡椒略打裂开。然后在每个已去核的红枣内放入白胡椒 2 粒，待煮饭时，放在饭面上蒸熟食用。此方温中补脾，暖胃止痛。适用于寒性胃痛。② 姜汁牛肉饭。鲜嫩牛肉 75 克，姜汁适量，大米 120 克，糖、酒适量。先将嫩牛肉洗净剁成肉糜，加入姜汁及酒、盐、糖、油腌一下。然后，将大米洗净煮饭，水分将干时，放入腌好之牛肉，文火焗透即可。此饭滋补温中，散寒醒胃。适用于脾胃虚寒、中气不足的胃痛患者。③ 胡椒羊肉汤。羊肉 150 克，胡椒 10 克，陈皮 6 克，生姜 15 克。先将羊肉洗净切块，起锅爆香。然后把胡椒、陈皮、生姜洗净，与羊肉一起放入锅内，加清水适量，武火煮沸后，文火煮 1~2 小时，调味食用。此汤温中助阳，散寒止痛。适用于脾胃虚寒的胃痛患者。注意：阴虚有热者不宜饮用本汤。

药理：脾胃虚寒常易引起人们胃痛发作，尤其是胃寒者。以上三方所选用食材均为散寒之品，有祛除寒邪、温暖胃部的功效，可减少胃壁的肌肉收缩痉挛，常用可使胃痛得到缓解。

中医学表明，胃寒不分季节，不论寒暑，在天气炎热的夏季也会发生，在寒冷的冬天照样影响身体健康。因此，不论是在气温升高还是在气温降低的时候，宜进食温中散寒之品祛寒除邪，给胃部温暖，可减少胃壁的肌肉收缩痉挛，常用可使胃痛得到缓解。

普通人如何知道自己是胃寒还是胃热，阴虚还是阳虚呢？留意日常生活细节，其实可以粗略分辨。平时怕冷、口淡不想喝水、四肢冰凉、胃口不好、常感疲倦无力的人，多数为脾胃虚寒之人；而经常口干、口苦、大便干燥或排便黏滞不畅、脾气暴躁的，多为胃热之人。另外，胃泛酸水时伴有灼热感，一般为胃热，而胃寒的人泛酸通常是泛清水。

临床中主要因脾胃虚弱而致胃病的人比较多，大约占了 60%。有的人本身脾胃虚寒，但由于饮食等原因又夹杂湿热、湿滞、食滞等，所以单纯脾胃虚寒的其实比较少，更多的情况是虚实夹杂。

脾胃虚寒的人，应该采用暖胃的方法，日常做菜时可以多用胡椒、生姜，温补暖胃的羊肉当归汤是很不错的适时补品。人体受到寒冷刺激后，胃酸分泌增多，胃肠易发生痉挛性收缩，胃病高发是规律。还有一部分人没有胃病，但天气一冷，特别容易出现反胃、腹泻、胃痛、唾液分泌多的情况，仿佛胃也受凉了。一般脾胃阳虚的人容易出现这种情况。所谓“脾胃阳虚”，中医描述为：“腹胀满冷痛，喜热饮，喜暖喜按，呕吐清水，食少便溏，气短无力，舌淡，苔白滑，脉沉细”。通俗地讲，就是吃东西比较容易腹泻和腹胀，尤其吃冷东西时，有时还会反清水，反胃作呕。特别在冬季，这种身体现象会非常明显。

对这种体质的人，有个很简单的方法。专家建议他们在做菜、煮汤、煮粥时，加入少量胡椒、干姜、陈皮。这几样食物性平辛温，正能怯寒邪，保胃气。这个方法不止适用于冬季，对于脾胃阳虚的人，一年四季的饮食都可以坚持，且凉是这类人的大忌。吃冷食，身体受寒特别容易引发腹泻。

经常反胃也是胃寒的表现，可以口含生姜扭转此症状。中医有云：“生姜为呕家圣药”。专家介绍，生姜是对付反胃、呕吐最有效、最简便的方法。当你反胃想呕吐时，可以切一片薄薄的生姜含入口中，唾液把辛辣的姜汁吞入胃中，就能缓解呕吐症状。

另外，胃寒应该多喝热粥。粥的主要原料多为粳米、小米或糯米，它们不但含有丰富养分，大米、小米、薏米性味甘平，有和胃气、补脾虚的功效，因而，胃寒喝粥非常有益。

“谁有胃药？我胃痛了！”办公室里经常会听到这样的声音。胃痛的时候，赶紧吃胃药，能够快速止痛，这是很多人的做法，但专家警告，胃药不可乱吃。“有胃病，不搞清楚原因，凭经验或凭口碑自己买药吃，无论中药西药，这种做法都是错误的。”像吗丁啉这种促进胃肠蠕动的胃动力药，胃胀时服用效果好，但胃痛的原因和情况有很多，比如伴有腹泻症状时，胃肠本身蠕动速度加快，用吗丁啉反而对病情不利。

有的人胃一痛就吃止痛药片，其实药店里的止痛片大都是解热镇痛药，对于炎症性疼痛、一般的牙痛、关节痛等有一定效果，而对于因胃病引起的疼痛，不但没有止痛作用，反而会因为刺激胃黏膜、容易引起胃黏膜糜烂或出血而加重病情。

大便不畅，无独有“藕”

症状： 大便不畅

妙方： ① 莲藕花生章鱼汤：莲藕400克，花生150克，章鱼干100克，排骨400克，适量调味品；莲藕洗净切块，章鱼干洗净后泡3~5个小时，花生、排骨洗净备用；起锅煮水，水开后将各种备好的料一起入锅，武火滚15分钟，再改用文火煲1~2小时，熄火后适当调味，吃渣喝汤。此汤有润肺、止血、通利大小便的作用。② 芡实莲藕汤：芡实60克，莲藕、荸荠各100克，大枣20颗。上3味捣碎，大枣去核，加水共煮成糊，放适量冰糖服食，每日1剂。服此汤可养胃生津，适用于食欲缺乏、口渴咽干、大便秘结、小便短赤等症。

药理： 藕能清热润肺，凉血行淤；熟吃可健脾开胃，止泻固精。老年人常吃藕，可以调中开胃，益血补髓，安神健脑，具有延年益寿之功效。中医认为，生藕性寒，甘凉入胃，可消淤凉血、清烦热，止呕渴。适用于烦渴、酒醉、咳血、吐血等症。

藕，又称莲藕，微甜而脆，可生食，也可做菜，且药用价值很高，根根叶叶，花须果实，都可滋补入药。用藕制成粉，能消食止泻，开胃清热，滋补养性，预防内出血，是妇孺童妪、体弱多病者上好的流质食品和滋补佳珍，在清咸丰年间，就被钦定为御膳贡品了。

立秋过后，藕便成为了人们家宴的必备菜之一。莲的根称莲藕，北方人多用来做菜，故称藕菜或莲菜；南方一般叫藕，果蔬兼用。藕含有多种营养及天冬碱、蛋白氨基酸、葫芦巴碱、干酪基酸、蔗糖、葡萄糖等。鲜藕含有20%的糖类物质和丰富的钙、磷、铁及多种维生素。鲜藕既可单独做菜，也可做其他菜的配料。如藕肉丸子、藕香肠、虾茸藕饺、炸脆藕丝、油炸藕蟹、煨炖藕汤、鲜藕炖排骨、凉拌藕片等，都是佐酒下饭并受大众喜爱的家常菜肴。

藕能清热润肺，凉血行淤；熟吃可健脾开胃，止泻固精。老年人常吃藕，可以调中开胃，益血补髓，安神健脑，具有延年益寿之功效。中医认为，生藕性寒，甘凉入胃，可消淤凉血、清烦热，止呕渴。适用于烦渴、酒醉、咯血、吐血等症。妇女产后忌食生冷，唯独不忌藕，就是因为藕有很好的消淤作用，故民间有"新采嫩藕胜太医"之说。熟藕，其性也由凉变温，有养胃滋阴、健脾益气的功效，是一种很好的食补佳品。而用藕加工制成的藕粉，既富营养，又易于消化，有养血止血、调中开胃之功效。

平时食用藕时，人们往往除去藕节不用，其实藕节是一味著名的止血良药，其味甘涩，性平，含丰富的鞣质、天门冬素，专治各种出血，如吐血、咯血、尿血、便血、子宫出血等症。民间常用藕节六七个，捣碎加适量红糖煎服，用于止血，疗效甚佳。

肠胃病，妙方治疗不犹豫

症状： 肠胃病

妙方： ① 胡萝卜煮汤治腹泻，非常有效，汤煮得浓些，吃饭时加一些盐饮下。② 将红枣煮沸15分钟，放入绿茶后再稍煮片刻，取汁冲蜂蜜服用可治慢性痢疾，每天服2次。服药3天症状缓解，1周后痊愈。③ 用红糖30克，高度白酒50克，放碗内用火点着，边烧边搅，一直到把碗中的糖溶化为止，待稍凉喝下去，拉肚子、肠炎一次见效，重者2次。

药理：人体在受到冷空气的刺激时，血液中的组胺酸增多，胃酸分泌增加，胃肠易发生痉挛性收缩，这是由于自身的抵抗力和对气候适应性下降所致。此外，由于气候转凉，人们的食欲随之旺盛，使胃肠功能的负担加重，导致胃病的复发。以上三方针对秋季的肠胃病，因胡萝卜中含有丰富的黏胶及矿物质所致。因这两者对因腹泻引起之失水与酸中毒，具有很大的补偿和中和作用。从中医的角度来说，红糖性温、味甘、入脾，具有益气补血、健脾暖胃、缓中止痛、活血化瘀的作用。对肠胃病有很好的疗效。

常见的肠胃病主要有细菌性食物中毒、细菌性痢疾、大肠杆菌肠炎和冰箱性肠炎。细菌性食物中毒是由于食用了被细菌及其毒素污染的食物引起的。临床表现为恶心、呕吐、腹痛、腹泻等，具有潜伏期短、来势凶猛、共同进食者多数人相继发病等特点。据统计，该病85%以上发生在6~9月。主要病因是食品在加工、运输、贮存、销售过程中忽视了食品卫生，引起交叉污染。预防此病的关键是加强饮食卫生管理，防止食品污染，不吃生的、腐烂的和未经煮熟的肉、鱼、虾、贝类等。

由痢疾杆菌引起的急性肠道传染病称之为细菌性痢疾。主要是饮食、饮水受到污染所致，还可通过手、苍蝇接触食物而传播。菌痢潜伏期为1~2天，临床症状多种多样，轻重不一，通常起病急骤，先是畏寒发热、恶心呕吐，然后腹痛腹泻，里急后重。因此，出现上述症状者，应及时就医，还要防止扩散蔓延。搞好饮食、饮水卫生和粪便管理，大力消灭苍蝇，不吃生、冷、不洁、腐烂食物，是预防菌痢的根本措施。

大肠杆菌肠炎是由大肠杆菌感染而引起的急性肠炎。一般起病缓慢，主要表现为腹泻，每日3~5次，为黄色蛋花样便，量多，随病情发展可出现发热、呕吐、食欲缺乏、腹痛等症状，亦可出现黏液血便、里急后重等与菌痢相似的症状。预防该病要做好饮食、饮水卫生和粪便管理。

冰箱性肠炎也称耶尔细菌肠炎。耶尔细菌广泛存在于许多食物中，在-4℃以下的低温条件中生长繁殖，食用冰箱里的被该菌污染了的食品就可能引起肠炎。因此，冰箱内的食品要生熟分开，进食前要烧熟煮透。

妙方养脾气，肠胃真健康

症状：脾气不振

妙方：①蜂蜜萝卜汁：取白萝卜500克，洗净去皮切碎，榨汁备用。每次取60毫升萝卜汁，加入20～30克蜂蜜调匀服用，每日3次。②蜜蒸百合：取百合50克，蜂蜜50克。将百合洗净，脱瓣，浸清水中半小时后捞出，放入碗内，加入蜂蜜，隔水约蒸1小时即成。③蔗浆大米粥：新鲜甘蔗500克，去皮，切段，榨汁备用。用大米60克煮粥，煮熟后倒入甘蔗汁60毫升，再煮沸1次即可食用。

药理：甘蔗和蜂蜜都属于非常好的甘性食品，本着春季养脾养气多甘少酸的中医养生原理，以蜂蜜和甘蔗分别与白萝卜、百合和大米配伍而生成的以上三方，对养脾养气有着非凡的功效。中医认为人体之有五脏，犹自然界之有五行。而脾是人体后天之本，脾消化饮食，把饮食的精华运输全身，又能统摄周身血液、调节血液循环，使之正常运行。通常所说脾有益气作用的“气”，就是代表人体机能的动力。所以，养生养脾气尤为重要。

从中医角度来说，饮食是历代养生家都非常重视的，与饮食有关的肠胃脾等消化系统也是中医养生极为重视的。因为食物有助于人体机能运转，产生热量阳气生发、生机盎然，合理饮食可以提高人体免疫力，预防疾病发生。

唐代著名医学家孙思邈在《千金方》中指出，养脾气在饮食上应“省酸增甘，以养脾气”，指的是养脾气要少吃点酸味食品，多吃点甘味食品，以补益人体的脾胃之气。

五脏中的肝脏极其敏感，很容易肝气过旺，对脾胃产生不良影响，妨碍食物正常的消化和吸收。甘味食物能滋补脾胃，而酸味入肝，其性收敛，多吃不利于阳气的生发和肝气的疏泄，还会使本来就偏旺的肝气更旺，对脾胃造成更大的伤害。这正是慢性胃炎、胃溃疡等疾病容易复发的原因之一。

第十章

女人心脑血管养生妙方

饭后一根香蕉，降血压很有效

症状：高血压

妙方：每餐后一根香蕉。

药理：首先，香蕉中所含的钾量在各类水果中最高。钾在人体中主要分布在细胞内，维持着细胞内的渗透压，参与能量的代谢过程，保持神经肌肉的兴奋性和心脏的正常舒缩功能，有抗动脉硬化、保护心脏血管的功效。其次，香蕉中含有降血压的成分，即类似转换酶的物质，具有转换酶抑制剂类降压药的功效，能阻断血管紧张素Ⅰ转化为血管紧张素Ⅱ，使具有血管活性作用的血管紧张素Ⅱ的血浆水平下降，使周围血管舒张，血压下降。

高血压一直被称做富贵病，在日常生活中屡见不鲜，至今还无根治的办法。但是，预防高血压，却有很好的办法，既省心，又省时。

其实，多种因素都可以引起血压升高。用一句话来概括高血压就是，心脏泵血能力加强（如心脏收缩力增加等），使每秒钟泵出血液增加。当人的大动脉失去了正常弹性，变得僵硬，当心脏泵出血液时，不能有效扩张，因此，每次心搏泵出的血流通过比正常情况狭小的空间，导致压力升高。这就是高血压多发生在动脉粥样硬化导致动脉壁增厚和变得僵硬的老年人的原因。由于神经和血液中激素的刺激，全身小动脉可暂时性收缩，同样也引起血压的增高。可能导致血压升高的另一个因素是循环中液体容量增加，这常见于肾脏疾病时，肾脏不能充分从体内排出钠盐和水分，体内血容量增加，导致血压增高。

相反，如果心脏泵血能力受限、血管扩张或过多的体液丢失，都可导致血压下降。这些因素主要是通过肾脏功能和自主神经系统（神经系统中自动地调节身体许多功能的部分）的变化来调控。

而中风则是由于脑部供血液受阻而迅速发展的脑功能损失这可因血栓或栓塞所造成的缺血（缺乏血液供应）或出血。在过去，中风被称为脑血管意外，但现在通用“中风”。中风属于急症，可造成永久性神经损害，如果不及时诊断和治疗可造成并发症或死亡。在美国，中风是第三大死因，在美国和欧洲它是导致成人残疾的首因。在世界各地，中风是第二大死因，并可能很快成为死亡的首要原因。中风的危险因素包括高龄和高血压，有中风病史或短暂性脑缺血发作，容易引发糖尿病、胆固醇过高、抽烟、心室颤动。高血压是中风最重要的危险因素变量。

美国心脏病学会曾对4400名20~70岁的人进行大规模的调查研究证实，长期吃香蕉的人群比不吃香蕉的人群患中风比例低38%。原来，香蕉中含有丰富的钾盐。检测表明，香蕉中所含的钾量在各类水果中最高。

钾在人体中主要分布在细胞内，首先有着重要的生理功能，它维持着细胞内的渗透压，参与能量的代谢过程，维持神经肌肉的兴奋性，维持心脏的正常舒缩功能，有抗动脉硬化、保护心脏血管的功效。其次，香蕉中含有降血压的成分，即类似转换酶的物质，具有转换酶抑制剂类降压药的功效，能阻断血管紧张素Ⅰ转化为血管紧张素Ⅱ，使具有血管活性作用的血管紧张素Ⅱ的血浆水平下降，使周围血管舒张，血压下降。同时，香蕉内含钾，可使过多的钠离子排出，使血压降低。另外一个降血压的离子就是钙，所以，如果将香蕉切成一小块，跟富含钙质的牛奶一起放入果汁机中搅拌，就是一杯最佳的抗高血压果汁。

有医生观察发现，连续1周每天吃2根香蕉的人，其血压可下降10%。对上了年纪的人来说，吃香蕉尤其重要。香蕉可以润肠通便，老年人由于便秘而用力憋气解便，会使血压突然升高，这也是引起中风的一个重要诱因。所以，老年人常吃香蕉既能解除便秘，又对预防脑卒中有积极的意义。

除了吃香蕉外，还有一些富含钾的食物值得推荐。比如菠菜、白菜、油菜和雪里蕻；豆类中的豌豆、毛豆、黄豆和黑豆；水果中的橘子、桃、葡萄和柚子；此外，还有蘑菇、紫菜、海带、木耳等。

30 年前，高血压患者中老年患者人数是中青年的 2 倍；30 年后，中青年患者是老年人的 2 倍。高血压患者年轻化，已是不争的事实。严格防治高血压病及其并发的心脑血管病如心绞痛、心肌梗死和中风等，对高血压病人的健康长寿格外重要。我们在这里提供的处方是“三个三”，就是“三个半分钟”“三个半小时”和“三杯水”。

“三个半分钟”是：夜间起床时，醒来睁开眼睛后，继续平卧半分钟；再在床上坐半分钟，然后双腿下垂床沿半分钟，最后才下地活动。在临床上发现：脑血栓、脑出血、心脏猝死等常发生在夜间。24 小时动态心电图监测显示，许多病人的心脏跳动一天都很平稳，唯独夜里有几次大的波动，且大多数在病人夜间起床上厕所时，由于体位的突然变化，造成心脑血管供血不足，特别是老年人的神经调节慢，更容易发生危险，即使是普通人，也应该注意避免因体位突然变化造成昏厥。“三个半分钟”简单易学，一看就会。不花一分钱，只要把它付诸实践，至少可以使 50%的心脑血管病人免于猝死。

“三个半小时”是：早上走半小时；中午睡半小时；晚上散步半小时。生命在于运动！许多人没有把运动摆在与膳食、睡眠同等重要的位置上。世界卫生组织也曾在国际睡眠会议上强调了午睡的好处，但午睡时间不能超过半小时。

“三杯水”就是晚上睡前饮一杯温开水，半夜醒来饮一杯温开水，早晨起床饮一杯温开水。因为夜间血流缓慢，容易形成血栓，睡前饮一杯水可稀释血液。半夜醒来，尤其是夏季睡觉出汗多，半夜起床也要饮一杯水。当然，不必刻意半夜饮水以免影响休息。早晨起床饮一杯水，因为早晨 8~10 点是血压高峰期，心脑血栓极易形成，饮一杯水可以稀释血液，防止血栓形成，另外，还可起到通便的作用。

高血压病人的“三个三”，简单易行，行之有效，如养成习惯，对健康长寿将大有裨益。

除了在生活习惯上做到“三个三”，预防高血压在饮食上还必须秉持“五味不过”原则。限盐：健康成年人每天盐的摄入量不宜超过 6 克，其中包括通过酱油、咸菜、味精等调味品摄入盐的量；限糖：含糖高的食品主要是米、面、糕点等。建议主食要粗细搭配，如玉米、小米、豆类、荞麦、薯类等。最好不吃或少吃油饼、油条、炸糕、奶油蛋糕、巧克力、奶类雪糕等；限制脂肪过高的食品。生活中要限制家畜肉类（尤其是肥肉）、动物油脂（如猪油）、奶油糕点、棕榈油等高脂肪和蛋类制品、蛋黄、动物内脏、鱼子及鸡皮、鸭皮等高胆固醇食物的摄入。每天不超过 250 克新鲜牛奶或酸奶。每天肉类控制在 75 克以内，主要是瘦肉，如猪、牛、羊、鸡、鸭等禽类肉食；限制饮酒。酒也属于“辛”类食物，对于嗜酒如命的人们，专家建议男性每天饮酒精不超过 30 毫升，女性则减半量，孕妇不应饮酒。不提倡饮高度烈性酒；限食苦。过苦食品可致食欲缺乏，苦味食物主要是苦麦菜、芹菜、芥菜、苦瓜和咖啡等。苦能清热，气候炎热的地区适当吃些苦味的蔬菜是有好处的，可以清肝炎、降心火。不过，苦味毕竟寒凉，过食则损伤脾胃，可导致食欲缺乏或腹痛腹泻等，影响食物的消化吸收。

需要提醒的是，很多患者一提鸡蛋就犯憷，认为其胆固醇含量太高，对身体不好，其实只有胆固醇过高者尽量少吃蛋黄，而其他人吃鸡蛋没多大问题。

当然，我们也可以利用专门治疗高血压的中草药来调理疾病，如以杜仲叶、枸杞子泡茶，或者葛根煮粥服用。由于个体差异较大，具体剂量和频次要自行尝试调整。

杜仲含有一种叫松脂醇二葡萄糖苷的成分，它能抑制血管壁平滑肌的钙离子内流，使血管扩张，从而达到降压的目的。具体做法是：用新鲜的杜仲，或者药房里卖的杜仲（药房里卖的都是用杜仲皮炮制而成的），一次以 10 克杜仲泡水服用，早晚各 1 次。

枸杞子可以泡茶，也可以泡酒。泡酒的比例一般是 300 克枸杞配上 1000 毫升白酒，浸泡 2 周左右即可。常喝枸杞酒有两个好处：一是枸杞子里的枸杞多糖对于收缩压、舒张压都有降低作用；另一个是枸杞里面含有的少量酒精成分能起到活血通窍作用，还能降低日后心脑发病概率。

葛根降血压的作用妇孺皆知，取 30 克葛根与 50~100 克粳米，加水煮粥服用，每日 1 次。葛根里含有的葛根素能降低高血压患者血浆内皮素的水平，从而达到降压效果。另外，葛根对高血压常引起的心脏肥大症也有疗效，有保护心脏和逆转肥大的作用。

早晨多梳头，健脑提神延缓衰老

症状： 疲劳

妙方： 梳头。

药理： 现代医学研究表明，头是五官和中枢神经所在。经常梳头能加强对头、面的摩擦，疏通血脉，改善头部血液循环，使头发得到滋养，乌黑光润，牢固发根，防止脱发；能聪耳明目，缓解头痛，预防感冒；可促进大脑和脑神经的血液供应，有助于降低血压，预防脑出血等疾病的发生；能健脑提神，解除疲劳，防止大脑老化，延缓脑衰老。

中医认为，人体内外上下、脏腑器官的互相联系、气血调和输养，都要靠人体中的十二经脉、奇经八脉等经络起传导作用。经络遍布全身，气血也通达全身，发挥其生理效应，营养组织器官，抗御外邪，保卫机体。这些经络或直接汇集头部，或间接作用于头部，人头顶“百会穴”就由此而得名。通过梳头，可以疏通气血，起到滋养和坚固头发、健脑聪耳、散风明目、防治头痛的作用。早在隋朝，名医巢元方就明确指出，梳头有通畅血脉、祛风散湿、使发不白的作用。北宋文学家苏东坡对梳头促进睡眠有深切体会，他说：“梳头百余下，散发卧，熟寝至天明”。

人们日常清晨起来，早已养成了洗漱梳理的习惯，为什么要特别强调早晨梳头？这是因为早晨是一天中阳气萌生、升发的时候，人体的阳气也顺应自然，有向上向外升发的特点，表现为毛孔逐渐舒展，循环系统功能加强，代谢旺盛，生长迅速。故而人们在养生保健中就要求必须顺应天时和人体的生理特点，一定要使肢体舒展，调和气血。清晨梳头正是符合养生强身的要求，能通达阳气，宣行淤滞，疏利气血，当然也能健壮身体。

头是五官和中枢神经所在。经常梳头能加强对头、面摩擦，疏通血脉，改善头部血液循环，使头发得到滋养，乌黑光润，牢固发根，防止脱发；能聪耳明目，缓解头痛，预防感冒；可促进大脑和脑神经的血液供应，有助于降低血压，预防脑出血等疾病的发生；能健脑提神，解除疲劳，防止大脑老化，延缓脑衰老。

养生梳头有什么讲究？不论头中间还是两侧都应该从额头的发际一直梳到颈后的发根处。每个部位起码梳 50 次以上才有功效，上限以自己感觉舒服为准。时间以早晨最佳，因为早晨是人的阳气升发之时。梳子则以牛角梳、玉梳、木梳为好。

医生特别提醒，梳头只是起到促进经络疏通，使人体功能平衡的调节作用，是一种养生强身之法，若有病还是要去看医生。

三个妙方，偏头痛不再慌

症状：头痛，头昏。

妙方：① 紫菜 250 克，鸡蛋 2 个，煮汤，每日饮用 1～2 次。② 将新鲜的姜取汁，抹于鼻孔内。③ 用热毛巾敷额头，再将双手浸没于热水中，水温以手入水后能忍受的极限为宜，坚持浸泡半个小时左右。

药理：紫菜里含有大量的镁元素，有镁元素的宝库之称。据测定，100 克紫菜里含有 460 毫克镁，而 1 千克鸡蛋才有 230 毫克镁。正是镁对偏头痛有预防作用。现代医学研究表明，镁的缺乏在一些最主要的偏头痛发病机制理论中显得尤为突出，偏头痛发作期血清镁及红细胞镁水平均低于正常对照组。姜汁进入鼻孔内会引起强烈的条件反射，而这种条件反射会将中枢神经的感受器吸引过来，同时，头痛所引起的条件反射也就本能地被忽略了。用热毛巾敷额头，以达到加速血液循环的目的，当更多的血液为头部细胞提供氧及营养物质时，被头痛所损害的大脑部位就会加速愈合。用热水浸泡双手及按摩疼痛点同理。

头痛是一种常见病，历代医家认为，头部经络为诸阳经交会之处，凡五脏精华之血，六腑清阳之气，都上会于此。如果六淫外侵，七情内伤，升降失调，郁于清窍，清阳不运，都会导致头痛。

由于工作压力和生活节奏加快，现在年轻女性经常抱怨一想问题就头疼，疼到睡不着觉，疼到生不如死……其实，仔细观察就会发现，这与自己的紧张有关系。紧张性头痛发作时间一般会持续几个小时到一整天不等，大多是由于忧郁或者焦虑，头、面、颈、肩等部位的肌肉持久性痉挛、血管收缩而产生的疼痛，并牵涉或者扩散至头部所致，属于功能性头痛。

其实，头痛本身就是身体的一种保护机制，在工作过度繁重、压力超过自身所能承受的范围以及注意力高度集中等情况下，身体就处于透支状态，所以需要休息，需要调节，需要放松。

除却紧张性的功能头痛，偏头痛也是最典型的一种头痛。偏头疼是反复发作的一种搏动性头疼，属众多头疼类型中的“大户”。它发作前常有闪光、视物模糊、肢体麻木等先兆，约数分钟至 1 小时左右出现一侧头部一跳一跳地疼痛，并逐渐加剧，直到出现恶心、呕吐后，才感觉所好转。在安静、黑暗环境内或睡眠后头疼缓解。在头痛发生前或发作时可伴有神经、精神功能障碍。偏头痛患者比平常人更容易发生大脑局部损伤，进而引发中风。偏头痛的次数越多，大脑受损伤的区域就越大。

既然头痛不是小事，就应该认真对待。这里为大家推荐一个很管用的妙方。具体做法是：将新鲜的姜取汁，抹于鼻孔内，其药理在于姜汁进入鼻孔内会引起强烈的条件反射，而这种条件反射会将中枢神经的感受器吸引过来，同时，头痛所引起的条件反射也就本能地被忽略了。在运用这一方法的同时还可以用热毛巾敷额头，以达到加速血液循环的目的，当更多的血液为头部细胞提供氧及营养物质时，被头痛所损害的大脑部位就会加速愈合。

另外，梳摩痛点能起到缓解疼痛的作用，将双手的10个指尖放在头部最痛的地方，像梳头那样进行轻度的快速梳摩，每次梳摩重复100次，每天早、中、晚各做一遍。偏头痛发作时，可将双手浸没于热水中，水温以手入水后能忍受的极限为宜，坚持浸泡半个小时左右，便可使手部血管扩张，血液循环加快，从而使偏头痛逐渐减轻，这与上面的病理是相同的。

最后还有一个食疗的妙方，即紫菜蛋花汤。买一种叫海苔（即紫菜干）的零食，多吃这种食物，能减少偏头痛的发作。其药理在于紫菜里含有大量的镁元素，有镁元素的宝库之称。据测定，100克紫菜里含有460毫克镁，而1千克鸡蛋才有230毫克镁。正因镁对偏头痛有预防作用。现代医学研究表明，镁的缺乏在一些最主要的偏头痛发病机制理论中显得尤为突出，偏头痛发作期血清镁及红细胞镁水平均低于正常对照组。另外，我们通过与疼痛对照组比较，说明手术后及肿瘤等引起的疼痛与镁水平无关，从而提示偏头痛的发作是因为镁缺乏，而不是由于疼痛导致低镁。镁是人体必需的微量元素，在细胞和血液中是以游离镁（离子化镁）、与阴离子结合镁、蛋白结合镁三种状态存在，总体镁包括上述三种状态。实验研究表明：镁能明显抑制儿茶酚胺、组织胺及5-羟色胺的血管收缩活性；镁可阻滞天门冬氨酸受体，从而抑制NMDA介导的神经细胞钙离子内流；镁还可阻滞非NMDA介导的钙离子内流，抑制血管平滑肌细胞内钙离子从肌浆网释放，实际上是驱使钙离子进入肌浆网，这样减少了平滑肌可利用钙离子而降低了肌张力；镁具有血管扩张作用，同时可减缓各种血管活性物质的血管收缩作用。综上所述，镁与偏头痛有着密切的关系，补充镁元素可以缓解肌肉紧张、痉挛引发的偏头痛。

最后要注意的是，像干奶酪、巧克力、酒，含咖啡因的饮料如茶、咖啡，腌熏的肉类如香肠、火腿等，都有可能诱发偏头痛，所以应该尽量忌口，这样才能保证最佳的预防效果。此外，精神紧张或过度失眠也容易诱发偏头痛，希望引起大家注意。身体是革命的本钱，劳逸结合很重要。

心慌气短，按一按至阳关元

症状：心慌气短

妙方：按摩至阳穴效果最明显，疗效最为独特。至阳穴是督脉上穴位，位于后背正中心线第七胸椎之下。到了这里，阳气就达到了一个顶点。另外，如果能配合按摩内关穴，解决心慌胸闷气短效果更好。按揉内关穴力道要适当，不可太强，以酸胀为佳；以左手拇指螺纹面按右手内关，以右手拇指螺纹面按左手内关，交替进行。

药理：至阳穴为督脉经阳气隆盛之处，按摩刺激该穴有振奋宣发全身阳气、疏通经血、利湿热、宽胸膈、安和五脏等特殊功效。实践证明：经常按摩和刺激至阳穴能治疗很多疾病，特别是改善肝功能和心脏功能有独特的疗效，如果心中有事，心脏不好，出现心慌、胸闷、气短、心律不齐等症状时，一按至阳穴就很快能缓解，中医称至阳穴是宽心第一穴。内关穴是心脏的保健要穴，有很好的宁心安神，理气止痛效果。心脏有问题的人，经常按一按内关穴能起到很好的保健作用。

从春季开始天气回暖，眼看着温度一天比一天高，不少人都觉得虽然阳光普照，可就是提不起精神，还总是感到心慌气闷。大清早总赖床，总觉得累，白天还犯困，精神也不太容易集中。尤其是女性朋友，还容易出现心慌气短的症状。

中医养生专家表示，就一年四季来讲，由于气温高的时候人的交感神经兴奋性比气温低的时候要高，这就会导致血压上升、心率加快，血液中的肾上腺皮质激素和去甲肾上腺素的浓度上升，人体的代谢加快，血小板活性增强，血黏度上升，由此就增加了心脑血管系统的负担和耗氧量，导致缺血缺氧。就像草木在结束冬眠后一定要浇水和施肥，才能保证树的发芽、长叶、开花、结果一样。就人体而言，即使是身体健康的朋友，如果不及时补充人体之需，即人的五脏六腑在“复苏”过程中所需要的精、气、神，就很容易出现心慌、倦怠等症状。

为什么人的五脏六腑在“复苏”过程中所需要的精、气、神会出现不足呢？中医认为，“肾为先天之本，心、肝、脾、肺、肾五脏一体，肾为五脏之母，肾虚为百病之源。”如果我们在冬季的时候没有补足肾精，导致肾气不足，由于肾虚、肾动力不足，就不能正常濡养五脏六腑，导致五脏六腑在“复苏”过程中所需要的精、气、神不足。如不及时调理，久而久之，还会使其功能衰退加速和紊乱，出现各种临床症状。

对于这些症状，有些人症状轻微，有些人则症状明显。这是因为肾虚程度不一样，五脏六腑功能也不一样。比如说，五脏功能衰退、紊乱，最常出现的临床症状是心血管疾病。特别是对于患有心血管疾病的老人，在春季表现出的心慌气短的症状尤其明显。

有人提出：中医不是常说“气为血之母，血为气之帅”吗？我们常常把心肌缺血叫做气血不足。既然气血不足，补血可以吗？如果病人属于外伤失血，或久病形成造血功能障碍，针对性补血是可以的。但是由于季节性原因身体功能性心肌缺血是不能补血的，如果人体阳气上升很快，盲目进补会导致病人口干舌燥、眼睛干、头晕的症状进一步加剧。大便干燥、小便赤黄，这是肝火、肺热的综合表现。我们改变临床症状要补的是“气”，只有推动血行的气补足了，才能改善心脑血管缺血、缺氧的临床症状。

中医讲“肾主志”，心神不宁，说明肾虚，心脉中气不足。恐惧，梦多是典型的肾精亏损的表现，要从补肾入手，同时调节心、肝、脾、肺、肾的功能。中医讲人体的“五液”，和人体的五脏是相对应的。“汗为心液”，自汗、熟睡时出汗均是心气不足造成的，也是肾精不足太阳膀胱经气化不利形成的。只有补足肾精，才能调动肺气，才有助于太阳膀胱经气化水液。出汗症状得到改善，才有足够的气推动血脉运行，恢复心脑血管供血、供氧，消除症状。

为了有效地补肾阳，滋肾阴，尤其是对于心脑血管缺血、缺氧的人，一定要避免用大热大燥的动物药性或壮阳之物来补肾。心气、肺气是靠肾精、肾元调上来的，不是补上来的，春季忌用发物是避免上火，以免造成五脏功能失调。服用滋肾阴、补肾阳等食药方是最安全有效的。

另外，不要吃生萝卜，可以用菊花加适量莲子心泡水喝，达到平肝火、去肺热、补肾气、调五脏的目的。在平日的自我保健中，我们还可以常用手心搓脚掌心，这对身体也很有益处。

三个妙方，预防心血管疾病

症状：心血管疾病

妙方：①洋葱155克，猪肉50克，酱油、盐、油、味精适量。将植物油少许倒入锅内烧至八成熟，放入猪肉煸炒，再将洋葱下锅和猪肉同炒片刻，倒入各种调味品再炒一会儿就可以食用。②茄子200克，盐、醋、酱油、味精及香油少许。将茄子洗净去皮切成片或细丝，用盐、醋、酱油腌半小时，再加入味精、香油拌匀即成。③鱼鳞羹预防心血管病。鱼鳞（鱼的种类不限）若干，吃鱼时不要将鱼鳞扔掉，可将其洗净，捣碎，用文火熬成胶状，配以适口佐料，待凉即成鱼鳞羹。

药理：科学家曾经做过多种实验，证实从洋葱的精油中提炼出烯丙基二硫化合物和二烯丙基二硫化合物具有预防动脉粥样硬化的作用。茄子所含的维生素

B_1、维生素 B_2、磷、铁与番茄差不多，但其中蛋白质和钙的含量却比番茄高。患有高血压、咯血和皮肤紫斑的患者请留意：紫色的茄子中所含维生素P极多，以增加人体微血管的抵抗力，防止微血管脆裂出血。而采用生腌茄子的吃法，可以使维生素不致因加热受到破坏。鱼鳞中则含有丰富的蛋白质、脂肪和多种矿物质，其中钙、鳞含量丰富。鱼鳞中的多种不饱和脂肪酸，可在血液中以结合蛋白的形式帮助传送和乳化脂肪，减少胆固醇在血管壁的沉积，具有防止动脉硬化、预防高血压及心脏病等多种功用。鱼鳞中还含有较多卵磷脂，益脑，可增强记忆力，抑制脑细胞退化。

根据不同年龄不同体质，心脑血管病在任何时候都会影响到人们的身体健康。尤其是女性朋友们，由于添衣不够及时，气候变化引起的冷刺激会使交感神经兴奋，毛细血管收缩，引起血压增高，心脏负荷加重，脑缺血。另外，在气候干燥的环境和季节里，体内水分消耗过大，血液黏稠度增加，血流缓慢，易导致脑血管病发生。

心血管疾病的表现为，数日或数周有乏力、头晕、烦躁、胸部不适、活动时心悸、心绞痛或心绞痛发作频繁、剧烈、持久的症状。有心血管疾病症状者应认识自身存在的心血管病危险因素，实行自我保健，对自己的健康负责。保持良好心态，积极地适应社会发展与变革，心有朝霞，胸怀开阔。积极参加健身运动，维持良好的血液循环，以减缓肌肉萎缩，防止肥胖，增强心脏功能。以心率为例，如按70次/分，如果经过运动锻炼可以减到60次/分，表面看也许与以前没什么差别，只减少了10次心跳，可是从一年来说，就减少了550万次心跳。健身锻炼有益心脏健康，最有益的锻炼项目是大步行走。身体的局部锻炼（如哑铃、拉簧）则对心脏无甚益处。

另外，应戒除不良嗜好与不良习惯，保持健康生活规律与方式，有个人的兴趣爱好。坚持低脂膳食，改变高脂肪饮食习惯。饮食要多样化，保持体内酸碱平衡。每天坚持喝奶，牛奶中所含钙质最适宜吸收利用。饮食清淡些有益心脏和血管。每年定期做体格检查，得到健康指导，也利于早期发现病患。老年人最好随身携带硝酸甘油、速效救心丸等药物，以备发病时及时服药。

心律失常怎么办？中医有妙方

症状：心律失常

妙方：①黄芪10克，党参12克，白术9克，炙甘草6克，当归、熟地、丹参各10克，酸枣仁6克，茯苓9克，茯神、五味子各6克。水煎服，日1剂，分2次服。若心烦少寐、口干，加麦冬、生地、玉竹；心脉不畅、脉结代、心动悸者，用炙甘草汤；善惊易恐，加石菖蒲、炙远志、合欢花、龙齿；胸闷、胸痛，加广郁金、参三七、红花。本方益气养血安神，适用于由气血两虚所致的心律失常，主要症状如：心悸，头晕，失眠，气短，肢倦，食少，面色苍白。苔薄白、舌质淡，脉细无力并叁伍不调。②当归、生姜各75克，羊瘦肉1000克，大料、桂皮少许。文火焖至肉烂熟，去药渣，食肉服汤，每次适量。此方对于心动过缓，病窦，传导阻滞者效果好。③竹沥半夏12克，胆南星6克，天竺黄9克，竹茹、川连各10克，山豆根12克，石菖蒲、朱茯神、炙远志各9克。水煎服，日1剂，分2次服。若气短，加太子参；舌红少津，加沙参、麦冬、生地；痰多，酌加常山；尿量少，加茵陈。本方清热化痰宁心，适用秋季由于痰多扰心所致的心律失常，主要症状如：心悸时作，受惊易发，胸闷，痰多黏稠，梦多纷纭，口干、口苦。苔黄腻，脉弦滑有歇止或促。

药理：中医病理以为，若久患胸痹、心痛、脘闷、咳喘、心痹等病，皆可致阳气亏虚心脉失于温运，阴血不足，心脉失去络荣而为病，从而引发迟、数、促、结、代，甚至更严重的绝脉等病脉，这些脉象均可反映出心律失常。以上三方益气养血安神，用于秋季痰多扰心、气血两虚引起的心律失常。

一场秋雨之后，气温骤降，一些人出现了心慌、气短、胸闷、呼吸不畅、眩晕的症状，这常被认为是天气骤冷后的正常生理反应，许多人往往忍一忍便过去了。但此时，血管疾病最易乘冷发作，其中有一种常见病往往被人所忽视，那就是心律失常。

心律失常在每个人一生中都可能发生，只不过有的症状轻，有的症状重；有的持续时间短，有的持续时间长；有的偶尔发生，有的经常发生。若症状轻、持续时间短并偶尔发生，对健康可能毫无影响；但若症状重、持续时间长、经常发生，就会危及生命。

正常心脏如果受到寒冷、疲劳、浓茶、烟酒刺激以及情绪激动等，常可出现心律失常。严重高血压、低血钙，可使心肌收缩力减弱，产生室内传导阻滞而导致心搏骤停。严重低血钾可引起室性心律失常而导致心室颤动。严重酸中毒可直接抑制心肌而使收缩无力，并对儿茶酚胺的反应性降低，导致心搏骤停。此外，患有风湿性心脏病、冠心病、肺心病、高血压性心脏病、先天性心脏病、心肌炎后遗症等也容易发生心律失常。

心律失常有窦性心律失常、冲动起源异常（异位性心律失常）和传导障碍三种表现形式。窦性心律失常：正常人从窦房结产生的冲动频率为60~100次/分。当频率小于60次/分，称为窦性心动过缓，大于100次/分，则称为窦性心动过速。若冲动不规则，称为窦性心律不齐。若冲动的产生有短暂或较长时间的停止，称为窦性停搏。冲动起源异常：因为窦房结的起搏功能受抑制，或其周围组织发生传导障碍，或窦房结以下的异位兴奋点自律性增高，都可引起期前收缩或心动过速。传导障碍：当心脏冲动传导的顺序或时间发生变化时，称为传导障碍。病理性传导阻滞，是由于心脏某一部分对冲动不能正常传导或传导时间延长。传导阻滞可发生在心房内、房室交界区、心室内、束支内、窦房结周围或窦房结与心房之间。

除了规范治疗外，还应该养成良好的饮食习惯和作息习惯，避免熬夜，保证睡眠，加强适当的体育锻炼，减少剧烈运动。此外，要避免感冒发热，这是因为当全身动脉血氧饱和度下降，心脏在相对缺氧的情况下进行工作，易诱发心律失常。

血管硬化，喝碗鸽子汤

症状：血管硬化、神经衰弱

妙方：鸽子汤。鸽子1只，山药1段，黑木耳3朵，鹌鹑蛋6个。姜片、大葱段、料酒、红枣、枸杞、盐、鸡精各少许。鸽子洗净，放入滚水里面，加点料酒，捞出，洗净；放入姜片、葱段、枸杞、红枣小火炖1.5小时；山药刨皮，切滚刀块，泡发黑木耳，鹌鹑蛋像煮鸡蛋一样煮熟，剥壳；用筷子刺一下，鸽肉烂时放入鹌鹑蛋和黑木耳；小火炖20分钟，放入山药，再炖到山药变酥，加盐、鸡精调味即可。

药理：鸽肉不但营养丰富，且有一定的保健功效，能防治多种疾病。常吃些鸽肉对高血压、血管硬化以及用脑过度引起的神经衰弱等症都有良好作用。鸽肝中含有最佳的胆素，可帮助人体有效地利用胆固醇，防治动脉硬化。

鸽肉的营养价值极高，它既是名贵的美味佳肴，又是高级滋补佳品。乳鸽肉质细嫩，营养十分丰富。据现代科学分析，其中优质蛋白质含量可达21%，而脂肪含量比鸡肉低，只占1%~2%。还富含人体最需要的各种氨基酸，总量可达97%，并且很容易被人体消化吸收。故民间有“一鸽胜九鸡”的说法。

进入气候寒冷的时节，也进入心脑血管病的高发季节，高血压、血管硬化等疾病作为最常见的心血管病也伺机作祟，如果调护不当，往往引起严重的脑卒中及心肌缺血事件。因此，进入冬季，心血管疾病患者要加强调护和管理。天冷以后，寒冷刺激使皮肤血管收缩，尤其是高血压患者本来动脉硬化，血管顺应性降低，血压自动调节功能下降，故引起血压波动，忽高忽低，这时有的患者会出现头胀、头晕等症状，而有的患者无症状，而血压不稳容易导致心脑事件。

不能随意停减药物。高血压指南提出的原则是“降压要达标”，一般高血压患者，控制血压小于140/90mmHg，合并糖尿病者血压控制小于130/80mmHg，合并肾病患者应控制小于120/80mmHg。有的高血压患者不遵循指南标准，一旦感觉不到症状就减少服药，甚至停药，久而久之，各种高血压的并发症悄悄袭来而浑然不知。临床不时见到这样的病人，结果是追悔莫及。高血压朋友一定要明白，以现在的医学水平，大多数原发性心血管疾病需终生服药来控制血压，减少并发症，医生会根据病人的情况为病人制订个体化的处方，有的服一种药就能使血压平稳，有的需要几种降压药物联合使用，出现血压不稳定时，最好去请教专科医生，自己不能盲目减药或停药，一旦用药不当，会引起并发症。

心血管疾病患者需长期服药控制血压，降压药物都有这样或那样的副作用，而个人体质不同，医生会选择适合你的降压药物。跟一位医生建立长期的联系至关重要，这有利于医生了解体质和病情，对症下药。也可以在血压波动的冬季，向医生学习一些调节血压的知识。

注意饮食起居。首先心血管疾病患者要注意保暖，天气骤寒时尽量减少户外活动，可在室内锻炼。冬季天冷，人们习惯大补，常食用牛羊狗肉等食物，但高血压患者要适量，最好不吃狗肉等大热食品，坚持低盐的饮食原则。要想控制高血压，需要改变生活方式，“管住嘴，迈开腿”是时下盛行的健康生活方式，同样适合于患高血压的朋友。

可服中药膏方调理失调的身体。中医认为高血压属于阴阳气血失调，涉及心、肝、肾等脏腑，每年冬季患慢性病或处于亚健康状态的人群都可选择中药膏方调理失调的机体，中医历来就有“冬令进补，来年打虎”的说法。高血压患者可去中医院找中医开膏方，中医会根据你的体质、病情进行辨证施治，为你“量身定做”，开具符合你服用的膏方，膏方服用方便，每日 1~2 次冲服，并且口感疗效俱佳，适合高血压患者冬季调理。

血压不稳，食疗有奇效

症状：血压不稳

妙方：海虾 300 克、百合（干）100 克、白果（干）50 克、大葱 15 克、姜 15 克、鸡蛋清 40 克、淀粉（豌豆）10 克、盐 2 克、味精 2 克、料酒 5 克、植物油 20 克。中虾去头、皮、尾，挑去沙线，斜刀片成片；白果用水发好备用；百合掰开，用水洗净，同白果一起用沸水焯出。热勺中加植物油烧温，放入虾仁划出；留底油放入葱姜烹出香味，再放入百合、白果、少许高汤调味，用水淀粉勾稀芡，放入虾仁翻炒，淋明油即成。

药理：虾营养丰富，其肉质松软，易消化，对身体虚弱以及病后需要调养的人是极好的食物；虾中含有丰富的镁，能很好地保护心血管系统，它可减少血液中胆固醇的含量，防止动脉硬化，同时还能扩张冠状动脉，有利于预防高血压及心肌梗死；虾肉还有补肾壮阳、通乳抗毒、养血固精、化淤解毒、益气滋阳、通络止痛、开胃化痰等功效。百合是著名的保健食品和常用中药。百合主要含生物素、秋水碱等多种生物碱和营养物质，有良好的营养滋补之效，特别对病后体弱、神经衰弱等症大有裨益。支气管不好的人食用百合，有助改善病情，皆因百合可以解渴润燥。常食有润肺、清心、调中之效、可止咳、止血、开胃、安神。百合中的硒、铜等微量元素能抗氧化、促进维生素 C 的吸收，可显著抑制黄曲霉素的致突变作用，临床上常用于白血病、肺癌、鼻咽癌等肿瘤的辅助治疗。有助于增强体质，抑制肿瘤细胞的生长，缓解放疗反应。银杏中的黄铜甙、苦内脂对脑血栓、阿尔滋海默病、高血压、冠心病、动脉硬化、脑功能减退等病有特殊的预防和治疗效果，经常食用可以扩张微血管，促进血液循环，使人肌肤红润、精神焕发；银杏还具有敛肺定喘、燥湿止带、益肾固精、镇咳解毒等功效；近年来的临床经验证明，银杏还可治疗肺结核、癫痫、神经性头痛、美尼尔氏综合征等疾病。

严禁食用海虾的同时服用大量维生素C，否则，可生成三价砷，能致死。虾不宜与猪肉同食，损精。忌与狗肉、鸡肉、獐肉、鹿肉、南瓜同食。糖、果汁与虾相克，同食会腹泻。白果忌与鳗鱼同食。

血压不稳是广大心血管疾病患者发病的前兆，所以要时刻注意自己的身体。尤其是季节交替的时候更是高血压病、冠心病、心肌梗死等病的高发季节，也是血压时高时低不稳定的混乱时节。尤其是气温降得比较低，早晚温差很大的时候，就使得人血管收缩加强。对于老年患者来说，极易诱发高血压、冠心病等心脑血管疾病，而已患有此类疾病的患者也相对易发病。所以，在早晚温差大风大且寒冷的时候，血压不稳定的患者最好不要做剧烈运动，户外活动以日暖时为宜，以免出现血糖供应不足或者因血压骤然升高而引起心血管疾病的发生。

夏天时天气炎热，脑血管舒张，血压急剧升高的情况会减少，而到了秋天天气转凉，脑血管收缩，血压会随之升高，此时应及时调整降压药的剂量，控制好血压，减少脑卒中的概率。另外，在天气变得干燥、早晚温差大的时节，早晨的温度低，使血管收缩，造成血压升高，所以有些病人会感到头晕。这个时候切忌停服改善心脑血管的药物，如阿司匹林。

天气逐渐转凉，适当做些运动会对调节血压有好处。但高血压或者低血压患者一定不要做跑步、登山这样的剧烈运动，因为这样做容易使血糖供应不足或者血压骤然升高，从而引发眩晕、脑出血。可以选择散步、打太极拳等比较温和的方式，既能锻炼身体，调节血压，又没有生命危险。

血压不稳定患者要预防流鼻血，高血压引起的鼻出血，约占鼻出血病人的40%。要保持心情开朗，情绪安定。饮食要平衡，除米面、豆类外，要多吃新鲜蔬菜和富含维生素 C 以及含钾和镁的水果。

高血压或者低血压患者要随时关注自己的血压高低情况，最好能做到每天测量血压。防患于未然，才能万无一失。

防治冠心病，妙方来帮忙

症状： 冠心病

妙方： ① 桃仁、枣仁、柏子仁各 10 克，粳米 60 克，白糖 15 克。制法：将桃仁、枣仁、柏子仁打碎，加水适量，置武火煮沸 30～40 分钟，滤渣取汁，将粳米淘净入锅，倒入药汁，武火烧沸，文火熬成粥。服法：早晚皆可，佐餐服用。功效：活血化瘀，养心安神，润肠通便。适用于淤血内阻之胸部憋闷时或绞痛；心失所养之心悸气短、失眠；阴津亏损之大便干燥，舌质红或淤点、淤斑。② 丹参 30 克，檀香 6 克，白糖 15 克。制法：将丹参、檀香洗净入锅，加水适量，武火烧沸，文火煮 45～60 分钟，滤汁去渣即成。服法：日服 1 剂，分 3 次服用。功效：行气活血，养血安神，调经止痛，清热除烦满。适用于血脂增高，心电图异常，长期心前区闷，时或绞痛，舌质有淤点等症。还可用于心血不足、心血淤阻之心悸失眠，心烦不安，妇女月经不调，经期情志不舒等。③ 猪心 1 只，韭白 150 克，胡椒粉适量。制法：猪心洗净入锅，加水适量，武火烧沸煮熟，倒入韭白，文火煮炖至猪心软透，加入佐料即成。服法：佐餐服用。功效：通阳散结，健脾益心，理气消食。适用于胸痹、胸闷疼痛、气短、心悸、失眠、脘腹胀满疼痛、饮食不振、大便溏泻、舌淡苔薄、脉沉细等症。

药理： 以上三方有防治血小板聚集、改善血液高凝、降低血脂等功效，但是对冠心病的饮食治疗更为重要。冠心病的饮食治疗原则是扶正祛邪，标本兼治，涤痰逐淤，活血通络，补益气血。宜多吃新鲜蔬菜、水果，适当进食肉、鱼、蛋、乳，禁服烈酒及咖啡、浓茶，不宜进食糖类食品及辛辣厚味之品。

冠心病发病具有非常突然的表现，专家在此提醒患者，对不明原因引发的疼痛应提高警惕。外出时，应随身携带硝酸甘油类药物，以防心绞痛发作。冠心病以心绞痛型和心肌梗死型最常见。心绞痛常表现为胸骨中上部的压榨痛、紧缩感、窒息感、重物压胸感，还有有胸痛逐渐加重，且数分钟达高潮等症状。有些老年人症状常不典型，仅感胸闷、气短和疲倦；老年糖尿病患者甚至仅感胸闷而无胸痛表现。心肌梗死是冠状动脉血供急剧减少或中断，使相应的心肌严重而持久地急性缺血所致。病人往往有先兆表现，如发病前数日或数周内乏力，胸部不适，活动时心悸、心急、烦躁；突然严重的心绞痛发作，且次数增加并剧烈；患者疼痛时伴有恶心、呕吐、心动过缓症状；出现心功能不全的症状，如呼吸困难、发绀等；心绞痛发作时，常伴有昏厥或休克症状，出现心律失常等。老年人或糖尿病病人，常症状不典型，易造成误诊。因此，对不明原因的疼痛应提高警惕。

冠心病患者要为自己创造舒适、安静的居住环境；经常保持心情愉快，避免情绪过于激动；勿从事负担过重的工作，注意劳逸结合。平日进行适当的体育锻炼；注意饮食搭配和科学进餐；保持每日大便通畅；做到服用药物定时定量，切忌中途随意停药。病人外出时，应随身携带硝酸甘油类药物，以防心绞痛发作等。

尤其是天气乍暖还寒时，早晚低温，细菌病毒活跃，忽冷忽热天气更考验心脏，不注意护“心”，同样容易引发疾病，“春捂”重点要“捂”头颈与双脚，易让人忽视的是腿和脚，因为人体下半身的血液循环较差，容易遭风寒侵袭。如果受寒感冒易加重冠心病，诱发心绞痛甚至发生心肌梗死。

俗话说，“常在花间走，能活九十九。”去欣赏大自然的美丽风光，是一项有益于身心健康的活动。对于冠心病，心情舒畅尤为重要，紧张抑郁会加重病情，产生胸闷胸痛症状。当人满怀忧愁时，步入花的世界，花香沁人心脾，忧愁自然烟消云散；当人怒火中烧之时，来到百花丛中，香气袭人，也会令你心平气和。

在饮食上不主张冠心病患者全素饮食，少吃肉类不等于不吃，要荤素搭配，注意营养，还要吃容易消化的食物，老年人脾胃虚弱，功能减退，不能把水果当饭吃，也不能把豆浆当水喝，过量饮食均会损伤脾胃，造成反酸、腹胀、嗳气，还会出现胸闷不适等，造成心胃同病。

在饮食方面，应“省酸增甘”。冠心病患者本来就肝气较旺，若再吃酸性食物，易导致肝气过于旺盛，而肝旺容易损伤脾胃，所以，冠心病患者饮食应忌“酸”。酸性食物有羊肉、狗肉、鹌鹑、炒花生、炒瓜子、海鱼、虾、螃蟹等。宜食用甘温补脾之品，可多吃山药、菠菜、大枣、韭菜等。也可用山药和薏米、小米、莲子、大枣共煮成粥食用。麦芽山药粥、红枣薏米粥、荞麦山药粥等都是养生好粥。

第十一章

女人呼吸道养生妙方

防肺燥，喝点杏仁粥

症状：肺燥

妙方：杏仁粥。取甜杏仁25克（去皮尖），粳米50～100克，冰糖适量，加适量水，武火煮沸后改用文火慢慢熬至粥熟，佐餐食。

药理：杏仁有苦杏仁和甜杏仁之分。苦杏仁供药用；甜杏仁虽也可入药，但主要供食用。中医学认为，甜杏仁具有润肺除燥、止咳滑肠的功效。现代药理研究表明，杏仁中含蛋白质27%，脂肪油53%，碳水化合物11%，还有钙、磷、铁、胡萝卜素等多种营养，具有预防疾病和延缓衰老的作用。杏仁粥既能防治因寒冷干燥引起的干咳无痰、咳喘、肠燥便秘等症，又易被人体消化吸收，特别适合老年人在冬季食用。

人体是随着气候变化而变化的，尤其是呼吸道疾病更是如此，立秋之后尽管气温下降不太明显，但空气变得越来越干燥，很多人开始出现口干舌燥、鼻子干和咽喉疼痛等“脏燥”症状。由于气候由暖转凉，由凉转冷的这段时间，多是天气最干燥的时候，所以“脏燥”往往最明显表现于“肺燥”。尽管此时不少人会使用加湿器，但不仅皮肤需要加湿，人的五脏也需要加湿，因此仅用加湿器，“脏燥”难以得到明显改善。

随着天气逐渐变冷，尤其是立冬过后，人们通常穿得多，住得也暖，户外活动也日渐减少，再加上偏好肉食、辛辣等，这些可加重“脏燥”，成为上火的主要原因。临床病例显示，老人上火多与穿得多，运动少有关。而年轻患者则多是偏好肉食、辛辣、熬夜所致。为此，要彻底远离“脏燥”，避免上火，也要在饮食起居上多加注意。

对于肺燥，不少女性朋友习惯用药补。对于手脚发热、心烦气躁、爱发怒、睡眠不好、大便干燥、尿黄的人来说，只适合滋阴润肺的滋补，而大补药补则易导致上火，甚至加重以上不适。

在饮食调养方面，应少食咸，多吃苦味食物。像芹菜、莴笋、生菜等，这些苦味食物中含有的氨基酸、维生素、生物碱等，具有抗菌消炎、清火等作用。此外，多吃水果也可清火，尤其偏绿色、偏黄色的水果，例如梨、绿苹果、橘子、芒果等，具有很好养的阴润肺作用，冬季不妨多食用。

很多人对上火不是很重视，殊不知，肺燥是感冒、咽炎、牙疼、咳嗽、肺炎等疾病的诱因。

三个妙方，赶走气管炎

症状：气管炎

妙方：①芥菜子10克，萝卜子15克，橘皮10克，甘草10克。水煎服。②茄子根、红糖各适量。将茄子根洗净切碎，煎成汁，调入适量红糖。每次服50毫克，日服2或3次。10天为一个疗程，连服3个疗程。止咳化痰，效果很好。③海蜇80克，白萝卜60克。海蜇漂洗净，白萝卜洗净切成丝，二味加水3碗，煎至一半。每日分2次服完，连续服用2周即愈。

药理：以上三方有润肺，止咳，平喘，下气宽胸，燥湿化痰的功效，对用于治疗久咳、气管炎有特效。

气管炎是因病毒或细菌感染，或因物理、化学刺激或过敏反应等对支气管黏膜损害所造成的炎症，常发生于寒冷季节或气温突然变化时。急性气管炎一般起病较急，病程短，多在 1~3 周好转，个别迁延不愈，会演变成慢性气管炎。

气管炎患者对于气候的变化较敏感，且适应性差，易因上呼吸道感染而发病，因此要针对气管炎反复发作、迁延不愈的特点，积极配合治疗。秋季草枯叶落，空气中过敏物较多，这也是诱发气管炎的病因之一。故应避免与过敏原接触。另外，良好情绪能增强机体免疫力和抵抗力，还要注意改善居室环境，空气要流通，要没有烟尘污染。

在急性发作时常有支气管黏膜纤毛上皮细胞的损伤和脱落，黏膜上皮和黏膜下层有炎症细胞的浸润。腺体分泌功能亢进，黏液腺明显增多。由于黏膜上皮的再生修复能力较强，故损伤不严重时尚易复原。但如反复发作，可引起黏膜上皮的局灶性增生和鳞状上皮化生，纤毛上皮细胞有同等程度损坏，纤毛变短，参差不齐或稀疏脱落，以及支气管壁有各种炎性细胞浸润、充血、水肿和纤维增生。

气管黏膜发生溃疡，肉芽组织增生，严重者支气管平滑肌和弹性纤维也遭破坏。细支气管的软骨可发生不同程度的萎缩与变性，部分被结缔组织所取代，细支气管壁的支撑力明显减弱。黏液和炎症渗出物易在支气管内潴留，因而容易继发感染。

发病早期，常规通气功能检查可正常，但直径<2mm 的小气道已有部分阻塞、陷闭，使闭合容量增高。病变进一步累及较大支气管时，可有气道阻力增加，常规通气功能如第一秒用力呼气量、最大通气量及用力呼气中段流量均轻度降低，肺活量正常或轻度降低，残气量也可稍有增加，提示阻塞性通气功能障碍。上述功能改变经合理治疗尚能恢复。若并发阻塞性肺气肿则残气量明显增高，肺总量也有增加，使通气功能遭到难以逆转的损害。

慢性咽炎，三个妙方均有奇效

症状：咽炎

妙方： ① 鲜鱼腥草 60 克，洗净捣烂，用米泔水 1 碗煮沸冲调，加适量白糖，每日 2 次，用于急性咽喉炎。② 生地黄 60 克、玉竹 60 克、桂枝 6 克，分 2 次煎服，每日 1 剂，用于慢性咽喉炎。③ 大蒜 2 头，大蒜捣烂后贴鱼院穴、大椎穴。本方可泻热清肺，用于治疗热上扰咽喉，咽喉肿痛。

药理： 从病理学上讲，慢性咽炎分为慢性单纯性咽炎、慢性肥厚性咽炎、萎缩性及干燥性咽炎、慢性过敏性咽炎和慢性反流性咽炎。慢性咽炎是由于咽黏膜、黏膜下及淋巴组织的慢性炎症。本病在临床中常见，具有病程长，症状容易反复发作等特点。以上三方可消炎清肺，适用于秋季上火引起的咽喉炎和咽喉肿痛。

慢性咽炎可发于任何季节，尤其女性更是其受害者，且会在秋季气候干燥的时候反复发作，患病后疼痛难忍，吞咽困难，苦不堪言。

慢性咽炎为咽部黏膜、黏膜下及其淋巴组织的慢性炎症。其病因主要为急性咽炎的反复作用，鼻腔鼻窦及鼻咽部炎性分泌物刺激，扁桃体慢性炎症直接蔓延，烟酒过度、粉尘、有害气体等的刺激及喜欢吃刺激性食物等。另外，某些全身疾病，如贫血、气管疾病、肝肾疾病等病人也易患本病。

慢性咽炎病人的症状多种多样。不同病人症状不尽相同，主要症状有咽干、咽部有不适感、异物感、痒感、灼热感，还可有咽部微痛。吞咽疼痛，急性发作期间咽痛可能较为剧烈。由于咽后壁常有较黏稠分泌物刺激，部分病人出现晨起刺激性咳嗽，早上起床及刷牙时特别明显，伴恶心。

慢性咽炎一般不需要使用抗生素治疗，因为慢性咽炎并非细菌感染。然而，在门诊，许多确诊为慢性咽炎的病人坚决要求医生给予抗生素治疗，部分病人甚至自行到药房购买抗生素服用。这样滥用滥服抗生素有害而无益。因为滥用抗生素可能导致咽喉部正常菌群失调，引起二重感染。另外，每一种抗生素都有全身副作用。滥用抗生素可对人体造成危害。同时，滥用抗生素还能引起细菌耐药。

慢性咽炎的治疗应主要针对病因，如戒烟戒酒，积极治疗急性咽炎及鼻腔、鼻窦、扁桃体的慢性炎症，改善工作和生活环境，避免粉尘及有害气体的刺激。加强锻炼，增强体质，预防感冒。病人如有咽干、咽痛可选用一些含片，如华素片、草珊瑚含片、银黄含片、泰乐奇含片、西瓜霜含片等，以减轻或解除症状；也可选用各种中成药，如万应胶囊、清咽利喉颗粒、一清胶囊、十味龙胆花颗粒。如果患慢性肥厚性咽炎，咽干、咽部异物感明显时，可采用分次激光、冷冻或电灼治疗。

需要注意的是，慢性咽炎极易反复，症状常发生在疲劳、受凉、烟酒过度、进刺激性食物、气候突变及吸入寒冷空气后。这时病人咽干、咽痛较为剧烈，部分病人还会发热，检查常可见咽部黏膜急性充血、肿胀，血常规检查白细胞增高，中性粒细胞百分率增高。此时，可在医生指导下使用广谱抗生素治疗或根据药敏试验选用相应的抗生素治疗 3~5 天，待急性症状消失后马上停药。同时，病人需多休息，多饮水及进食流质饮食。

治哮喘又养颜有妙方

症状：秋季哮喘

妙方：① 贝梨炖猪肺。猪肺 250 克，川贝母 10 克，雪梨 2 只，冰糖少许。将雪梨切成数块，猪肺切成片状，与川贝母一起放入砂锅内，加入适量的冰糖，清水慢熬煮至猪肺熟即可食用。可经常服食。② 桑贝百合鸭蛋。桑叶 30 克，川贝母 5 克，百合 25 克，鸭蛋 2 只。将桑叶水煮汁 500 毫升，入川贝母、百合，炖至百合熟后，打入鸭蛋，入调料，稍沸即可服用，连服 1 周左右。此外，还可服用萝卜炖蜂蜜、麻雀炖冰糖、老鸭炖冬草等

药理：人体由于缺水或者受环境影响可直接导致上火。再加上冷热空气交替

频繁，变应原也比较多，这时候应特别注意哮喘的发生。以上两个食疗方都具有清肺顺气的功效，对慢性哮喘有非常好的疗效。以上两方还具有养颜美容的功效，非常适合女性朋友在治疗和预防哮喘时进补。

哮喘（即支气管哮喘）是由多种过敏因素和非过敏因素作用于机体，引起机体可逆性支气管平滑肌痉挛、黏膜充血水肿和黏液分泌增多等病理变化，临床表现以发作性呼气性呼吸困难、双肺布满哮鸣音为特征的一种呼吸道疾病。本病在春季多见，大多数患者在 12 岁前发病或有家族史，如不及时治疗，可导致慢性阻塞性肺气肿、肺源性心脏病、呼吸衰竭以及心力衰竭等，严重时甚至危及生命。

支气管哮喘春季多见，其主要原因为春季春暖花开，各种花粉通过空气传播，被支气管哮喘患者吸入体内；春季天气转暖，各种病原微生物大量繁殖，随呼吸道吸入体内，其作为异体蛋白也可导致支气管哮喘发作；此外，某些动物（如蟑螂、螨虫等）的分泌物及其皮屑，以及屋尘等也可进入呼吸道，诱发支气管哮喘。故支气管哮喘患者春季应避免到郊外、花园等处，以免接触花粉；最好湿式打扫室内卫生，以免吸入上述动物的分泌物、皮屑和屋尘等。

除吸入过敏原外，支气管哮喘还与食入过敏原有关。日常食物中的鱼、虾、蟹、蛋、奶、牛肉、蘑菇、冬菇，以及青霉素、阿司匹林等均为异性蛋白或半抗原，被支气管哮喘患者食入后，可刺激机体产生相应的抗体，从而导致支气管哮喘发作；非异性蛋白类刺激性食物，如辣椒、芥末和酒类，以及某些非半抗原药物，如 β-受体阻滞剂普萘洛尔等，也可诱发支气管哮喘发作。故支气管哮喘患者应避免进食上述食物和药物。

上呼吸道感染例如感冒等，不但可诱发支气管哮喘，增加支气管哮喘发作次数，而且容易使一般支气管哮喘发展成为哮喘持续状态，导致呼吸衰竭、呼吸性酸中毒以及肺性脑病等严重并发症，并可进一步累及心脏，导致心力衰竭。严重威胁患者的生命安全。春季天气反复多变、骤暖骤寒，容易刺激呼吸道黏膜，出现气道收缩、痉挛，使支气管哮喘发作。故患者应注意防寒保暖，防止上呼吸道感染。

支气管哮喘患者尤其是神经精神性哮喘（内源性哮喘中的一种）的患者，每逢春季来临时，应保持精神愉快，如遇上阳光充足的时候应多晒太阳；遇上阴雨天气应多开日光灯以模拟日光照射，调节神经内分泌功能（如松果体功能），避免支气管哮喘发作。

支气管哮喘病因以外源性为多，而外源性哮喘主要为吸入过敏原引起。弥漫在空气中的过敏原如花粉、尘螨、屋尘等无处不在，令支气管哮喘患者防不胜防，故支气管哮喘患者在缓解期最好到有条件的医院，请医生检测对何物过敏，再用以该物渗出液制成的注射液进行特异性脱敏治疗，以使机体产生封闭性抗体IgG，从而防止吸入性支气管哮喘发作，或减轻发作程度。

对于食入性支气管哮喘患者，则应仔细分辨自己对何种食物过敏，例如对鱼、虾、蟹、蛋、奶、牛肉、蘑菇和冬菇等过敏者应绝对避免再次食之，而可进食异体蛋白与人体蛋白差异相对较少、过敏发生率相对较低的猪肉、鸡肉、鸭肉和兔肉等，以及进食新鲜蔬菜如白菜、芥菜、空心菜、西洋菜、黄瓜和青瓜等；对于因病而需使用某些药物者，患者应主动与医生沟通，告知医生自己对某种药物过敏，请医生考虑改用其他药物。

内源性哮喘诱因以感染（细菌、病毒感染）多见。感染反复发作不但可导致咳嗽、咯痰和呼吸困难等症状，而且可诱发支气管哮喘，或使已经发作的支气管哮喘症状难以缓解，或导致哮喘持续状态。因此，支气管哮喘患者一旦出现早期感冒症状（如流清涕、咽痒等），应立即到医院进行综合治疗（如抗菌、抗病毒、抗过敏以及止咳化痰等），以便把感冒“消灭”在萌芽状态，避免感冒诱发支气管哮喘，加重心肺负担。

加强体育运动除有增强体质、预防感冒的作用外，还有增强机体中枢神经系统功能、改善中枢神经系统的反应性和对剧烈运动耐受力的作用，从而避免发生运动性哮喘。因此，支气管哮喘患者尤其是运动性哮喘患者，应经常进行体育锻炼，运动量从“小剂量”开始，逐步增加运动量，使机体渐渐适应体育运动（包括其他体力活动和劳动），以免运动性支气管哮喘发作。

病情缓解期，患者可在医师的指导下口服免疫增强剂如左旋咪唑片，以增强体质和预防感冒；或吸入色甘酸钠粉末，或口服噻哌酮片，以防支气管哮喘发作；或请中医师，选用玉屏风散（肺虚型）、六君子汤（脾虚型）、金匮肾气丸（肾阳虚型）和七味都气丸（肾阴虚型）等中药方剂，以巩固疗效，防止支气管哮喘复发。

另外，气候干燥的秋季也容易使人体处于缺水的状态，导致的直接后果就是上火。再加上冷热空气交替频繁，变应原也比较多，这时候应特别注意哮喘的发生。有哮喘史的患者，80%以上容易在秋季发病或复发，除了多运动健身，增强抵抗力外，适应及时增减衣物，注意多喝水，饮食上少吃刺激性食物，预防哮喘病的发作。

秋季食物和空气中的致过敏物质大量增加，哮喘病发病率也随之明显上升，有哮喘病史的人应查出可能引起哮喘的致敏物质，尽量避免与致敏物质接触，同时要加强营养，重视锻炼身体。尤其过敏性体质的人容易发病，因此调整饮食、营养均衡、增强免疫力、尽量减少刺激性食物对病症的催发是最有效的预防办法。

秋季预防哮喘首先在饮食上宜清淡，少刺激，不要吃太饱，太咸、太甜都不适宜，还要忌辛辣，忌生冷，吸烟、喝酒都会严重刺激患者本就脆弱的呼吸道黏膜。过敏性体质者更要少食异性蛋白类食物，多吃些植物性蛋白，最好的就是豆类及豆制品。还要配合蔬菜多吃一些富含高蛋白质、维生素、微量元素的食物，比如瘦肉、蛋类、鱼类以及水果、干果等。

饮食调理除了少些刺激之外，还要保证营养素的全面和均衡，特别应增加抗氧化营养素如β-胡萝卜素、维生素C、维生素E及微量元素硒等的摄入量。这些营养可以通过享用新鲜的蔬菜水果获得，另外，海带、海蜇、大蒜中的含量也较丰富。经常吃食用菌类能提高身体的免疫功能，如香菇、蘑菇含香菇多糖、蘑菇多糖，可以增强人体抵抗力，大大减少支气管哮喘的发作。

哮喘看似常见，可一旦发病，气喘如牛，痛苦不堪。治疗哮喘还没有特别有效的方法，所以预防工作一定要做到位。切记多饮水，少刺激！

过敏性鼻炎，中医有秘方

症状：过敏性鼻炎

妙方：乌梅20克，苍耳子15克，黄芪30克，辛夷12克，白芷、防风、荆芥各10克，白术、诃子各9克，柴胡、薄荷各6克，麻黄3克，细辛2克。

药理：医学研究表明，苍耳子具有很好的抗炎作用，煎剂在体外对金黄色葡萄球菌有某些抑菌作用，其丙酮或乙醇提取物在体外对红色毛癣菌也有抑菌作用，对鼻炎、鼻窦炎有很好的效果。另外，辛夷花善通鼻窍，为治鼻渊头痛要药。以上药物合理配伍对过敏性鼻炎有较好的治疗效果。此方日服1剂，水煎2次，取液混合，分2次服，10天为一疗程。

过敏性疾病患者在气温转暖后高发，尤其是过敏性鼻炎病人症状表现明显。预防过敏性鼻炎发作总体可概括为“查、避、忌、替、移”。

查，建议患者注意查找生活中容易导致过敏的物质，并到医院进行过敏原检测；避，避开可疑或已知过敏原的接触；忌，忌用一切可疑或已知的易过敏物品；替，对某种物品过敏，必须使用时，应尽量寻找作用相似且对用者无过敏的物品替代；移，对某些已知的、经常接触的过敏原一经查出，即应移离此生活环境，并尽早接受脱敏治疗。

过敏性鼻炎的本质是发生在鼻黏膜组织中的慢性非感染性的炎症，非特异性鼻黏膜高反应性是过敏性鼻炎的重要特征，即鼻黏膜对正常刺激反应增加，引起鼻炎四大症状：鼻痒、喷嚏、流涕、鼻塞。近年来，过敏性鼻炎发病率明显增高，该病已成为一个全球性健康问题。鼻炎虽无生命危险，但涉及面广，并与常见的支气管哮喘、鼻窦炎、结膜炎等变态反应性疾病密切相关，严重影响患者的生活质量。

据了解，过敏性鼻炎是一种可控制的常见病，以药物治疗为首选，可以有效控制及缓解鼻塞、鼻痒、喷嚏、流涕等症状。此外，还可行下鼻甲冷冻、激光、射频、微波等治疗，以降低鼻黏膜敏感性。

治肺炎，老偏方最有效

症状：肺炎

妙方：①麻黄3克，杏仁10克，甘草3克，葱白10克，淡豆豉10克，荆芥6克，半夏6克，莱菔子10克。水煎服，每日1剂。体质壮实者，也可日2剂，早晚各煎服1剂。此方宜辛温宣肺，化痰止咳，用于风寒闭肺型肺炎效果最好。②麻黄3克，杏仁10克，生石膏（先下）25克，桔梗6克，生甘草3克，黄芩10克，全瓜蒌15克，桑白皮10克。水煎服，日1～2剂。此方对风热袭肺型肺炎疗效最好。③麻黄3克，射干6克，葶苈子5克，杏仁、地龙、钩藤、黄芩、竹茹各10克，生石膏（先下）25克。水煎服，日1～2剂。此方用于痰热阻肺型肺炎。

药理：麻黄具有明显的宣肺平喘作用。凡是风寒外侵、毛窍束闭而致肺气不得宣通的外感喘咳，都可用麻黄治疗。用麻黄治疗喘咳，最好配上杏仁。麻黄宣通肺气，杏仁降气化痰以平喘止咳，麻黄性刚烈，杏仁性柔润，二药合用，可以增强平喘止咳的效果，所以临床上有“麻黄以杏仁为臂助”的说法。喘咳的病人，如出现肺热的症候（痰黄稠、喉燥咽干、口鼻气热、遇热则喘咳加重、苔黄、脉数等），则需加入生石膏，或黄芩、知母等，以清肺热而平喘。常用的方剂如麻杏石甘汤、定喘汤等，可资参考。

肺炎是呼吸系统临床常见病，以冬春季为多。如治疗不彻底，易反复发作。临床表现为发热、咳嗽、呼吸困难，也有不发热而咳喘重者。其病高发主要与平素喜吃过甜、过咸、油炸等食物有关，致宿食积滞而生内热，痰热壅盛，偶遇风寒使肺气不宣，二者互为因果而发生肺炎。

肺炎在没有严重并发症，如心力衰竭、休克或持续高热等的情况下，可用中医中药控制病情，且能避免西药可能发生的过敏或中毒等副作用，也不会发生耐药现象。

如果患者表现为不发热或发热无汗，呛咳气急，痰白而稀或多泡沫，口不渴，舌苔薄白或白腻、舌质淡或淡红，脉浮紧，指纹青红在风关，辨证属于风寒闭肺型肺炎。

若以发热、有汗为主症，伴口渴，咳嗽痰黏或黄，气促鼻煽，面赤唇红，咽红等症，指纹青紫多在气关，脉浮滑。属风热袭肺型，治宜辛凉解表，宣肺化痰。

当肺炎患者高热不退，咳嗽且伴有喘，呼吸困难，气急鼻煽，口唇紫绀，面红口渴，喉间痰鸣，声如拽锯，胸闷胀满，泛吐痰涎，舌红苔黄，脉弦滑，指纹紫至气关时症属痰热阻肺型。

肺炎后期，或体质虚弱者患病时，常见潮热盗汗，颧红唇赤，干咳无痰或痰黏难吐，舌质嫩红、舌苔光剥少津，脉细数，指纹沉紫。治宜养阴清热，润肺止咳。处方：沙参、麦冬、玉竹、桑叶、生扁豆、炙杷叶、川贝母、百合各 10 克，天花粉 15 克，甘草 3 克。水煎服，日 1 剂。

如果患者体温不稳定，低热起伏，面色苍白，动则汗出，咳嗽无力，微微气喘，喉中痰鸣，神倦懒言，纳呆便溏，舌质淡苔白，脉细无力，指纹色淡。多见于支原体肺炎。治宜益气健脾，调和营卫。处方：太子参、生黄芪、茯苓、白术、五味子、麦冬各 10 克，生姜 3 片、大枣 5 颗，陈皮、甘草、半夏各 6 克。水煎服。

此外，肺炎患者若突然面色苍白而青，口唇发紫，呼吸浅促，额汗不温，四肢厥冷，虚烦不安，右下出现痞块，舌质紫舌苔薄白，脉象虚数或结代，是心阳暴脱之征，需中西医结合治疗，中药可用参附汤。高热抽搐，可加用紫雪散或牛黄清心丸。但需注意的是，由于个人体质差异，上述方药需在中医师的指导下服用。

肺炎高烧患者，一定要吃清淡软食，宜食鱼豆腐汤、冬瓜排骨汤（去厚油）、鸭子冬瓜汤（去厚油）等，主食以面条、小米稀饭等为好。

三个妙方治疗上呼吸道感染

症状：上呼吸道感染

妙方：① 百合（鲜良者）、枇杷（去核）、鲜藕（洗净，切片）各 30 克。将百合、枇杷和藕片合煮汁，调入适量白糖，若冰糖更好，代茶频频饮。② 鲜茼蒿 150 克，用水煎，去残渣，加冰糖适量，待溶化后，分早晚 2 次饮用，至好为止。③ 白萝卜洗净，带皮切丝，加入适量冰糖及少量清水煮，熟后连萝卜带水服下。早晚各 1 次，至好为止。

药理：中医认为，枇杷中含有苦杏仁甙，能够润肺止咳、祛痰，可治疗各种咳嗽，另外，枇杷果实及叶有抑制流感病毒作用，常吃可以预防四时感冒。而鲜茼蒿可以消食开胃，通便利肺。茼蒿中含有特殊香味的挥发油，有助于宽中理气，消食开胃，增加食欲，并且其所含粗纤维有助肠道蠕动，促进排便，达到通腑利肠的目的。还可以清血养心，润肺化痰。茼蒿内含丰富的维生素、胡萝卜素及多种氨基酸，性味甘平，可以养心安神，润肺补肝，稳定情绪，防止记忆力减退；此外，茼蒿气味芬芳，可以消痰开郁，避秽化浊。

上呼吸道感染是指自鼻腔至喉部之间的急性炎症的总称，是最常见的感染性疾病。90%左右由病毒引起，细菌感染常继发于病毒感染之后。该病四季及任何年龄均可发病，通过含有病毒的飞沫、雾滴，或经污染的用具进行传播。常于机体抵抗力降低时，如受寒、劳累、淋雨等情况，原已存在或由外界侵入的病毒或细菌，迅速生长繁殖，导致感染。该病预后良好，有自限性，一般5~7天痊愈。常继发支气管炎、肺炎、副鼻窦炎，少数人可并发急性心肌炎、肾炎、风湿热等。

尤其是在春暖花开时节，阳光充足，到处是一片欣欣向荣的景象。然而春季也是冷暖空气频繁交汇的时期，天气多变，忽冷忽热，若不注意健康保养，很容易患上流行疾病。这个季节也是上呼吸道感染的高发期。

本病全年皆可发病，冬春季节多发，可通过含有病毒的飞沫或被污染的用具传播，多数为散发性，但常在气候突变时流行。由于病毒的类型较多，人体对各种病毒感染后产生的免疫力较弱且短暂，并无交叉免疫，同时在健康人群中有病毒携带者，一个人一年内可有多次发病。细菌感染起病较急，全身症状及局部症状均较重，有畏寒、有寒颤、发热、头痛、四肢及腰背酸痛、咽痛、乏力等。咽部明显充血，扁桃体肿大，常伴有颈部淋巴结肿大及压痛。感染之初就应及时治疗，以防拖延引发其他病变。

上呼吸道感染，俗称“伤风”，普通感冒起病较急，早期症状有咽部干痒或灼热感、喷嚏、鼻塞。风和日丽的季节，群体活动会增多，大家交叉感染的机会也就相应增多，以及生活环境对身体的不利，如室内装修不合格等。另外，预防上呼吸道感染也要从日常自我预防做起。

多吃梨、甘蔗、草莓、紫葡萄等深色水果，它们富含抗氧化剂，可以对抗造成免疫细胞破坏和免疫功能降低的自由基。

补充维生素C和维生素E：它们有抗感染功效，并可减轻呼吸道充血和水肿。

体育锻炼：适度运动可以使血液中白细胞介素增多，进而增强免疫细胞的活性，消灭病原体，达到提高人体免疫力的目的。

充足睡眠：人在睡眠时，机体其他脏器处于休眠状态，而免疫系统处于活跃状态，白细胞增多，肝脏功能增强，从而将侵入体内的细菌和病毒消灭。

多吃梨和百合糯米粥，巧治咳嗽又养颜

症状： 咳嗽

妙方： 多吃梨和百合糯米粥。

药理： 梨有生津润肺功效。鲜百合和糯米熬粥有养肺效果。以上妙方可以防咳止咳，增强上呼吸道免疫力。对于女性养颜嫩肤也很有帮助。

每当天气冷暖急剧变化，不少人就会出现感冒或上呼吸道感染，办公室里常闻咳嗽声。医学专家介绍，咳嗽时多吃梨和百合，可增强上呼吸道免疫能力。

医学理论认为，咳嗽多因感冒引起。尤其是在天气转暖后又急遽降温，许多人没有及时添加衣服，从而导致上呼吸道感染甚至气管炎，这是咳嗽增多的主要原因。此外，由于气候干燥，上呼吸道黏膜也易受细菌侵袭而出现干咳。

要预防咳嗽，首先要注意天气冷热变化，衣服不宜脱得太快。习惯晨练的老人，则不宜起得太早，最好在太阳出来后再开始锻炼，同时要注意多穿衣服。对于办公室白领来说，降低工作的劳累程度、早睡早起，以增强身体的抵抗力，预防上呼吸道发炎。平时口感重的人，这时宜少吃辛辣食品，如火锅、烧烤等，饮

食要保持清淡，多吃蔬菜。

已出现咳嗽症状的人，可以多吃梨，梨有生津润肺功效。也可用鲜百合和糯米熬粥当饭吃，此粥有养肺效果。另外，不同类型的咳嗽须用不同的妙方，以下推荐几种防治不同类型咳嗽的妙方。

感寒咳嗽：服用杏苏糕。做法：取面粉适量，经过发酵，揉制成3~5块；将杏仁15克泡去皮研压成粉，加适量红糖拌匀，撒于糕面上，再将新鲜苏叶3~5片洗净覆于糕上，置锅上蒸，熟后取食，每日1~2次。

风热咳嗽：初病时可试用金银花冲鸡蛋。鸡蛋1个，打入碗内；金银花15克加水200毫升，煮沸5分钟，取其汁冲蛋，趁热1次服完。

气虚咳嗽：发病时可服用胡桃人参汤。胡桃肉20克（不去皮），人参6克，生姜片3片，加水适量同煎，取汁200毫升，去姜，加冰糖少许。每日1次，睡前温服。痰多或痰中带血时勿服。

阴虚咳嗽：糯米30克，杏仁10克，阿胶15克，马兜铃10克，用水先煎杏仁、马兜铃，去渣后取汁同糯米煮粥，阿胶为汁，兑入粥中，加冰糖服用。

痰湿咳嗽：服用苏子茯苓苡米粥。苏子15克，薏米60克，茯苓粉15克，煮粥每晚服食。苏子用干净纱布包裹，食时弃之。

止鼻血就用冰水

症状：流鼻血

妙方：紧捏住鼻梁上部硬骨两侧的凹陷处，同时喝几口冰冻水，再在嘴里留一口，最后将冰冻水瓶紧贴于前额，几分钟即可止血。

药理：鼻梁上部硬骨两侧的凹陷处，被称做立特氏区，其表面的黏膜很薄，有丰富的血管，当空气干燥的时候，薄薄的黏膜上就容易长痂。紧捏住凹陷处，就是为了压迫出血区以止血。而冰水贴额的作用就在于通过冰水使毛细血管收缩，阻止出血。

流鼻血不是简单的“鼻子出点血”的问题，流鼻血是因肺燥血热引起的一种顽固性疾病，对人体的损害相当严重，如治疗不当或不及时会诱发鼻黏膜萎缩、贫血、血小板减少、记忆力减退、视力下降、免疫力低下，严重的患者会将血液或血块吸入气管造成窒息。

很多人流鼻血后第一反应是仰起头止血，其实这是很不正确的做法。这样容易导致鼻血倒流，进入咽喉、胃部等器官，对这些器官造成不良刺激，严重的还会吸呛入气管及肺内，造成危险。正确方法是，保持正常直立或稍向前倾的姿势，压迫止血。即使有少量的凝血块堵住鼻腔也没有关系，凝血块中的凝血物质可有助于血液凝固。

流鼻血原因很多，有鼻外伤、黏膜上结干痂皮以及受酸、碱异物的损伤、日晒过热、饮酒过多等。常流鼻血是心血管系统、内器官、各种感染、血液疾病和其他疾病的并发症。很多人流鼻血常常认为是鼻子本身出了问题，这其实有点让医生头疼了，经常流鼻血应辩证诊断。

中医认为流鼻血是由于人的气血上逆导致的。鼻属于肺窍，鼻子出现病症，一般来说与肺和肝等部位出现异常有着很大的关系。当人的气血上升，特别是肺气较热时，人就会流鼻血。肺气过热时，人的眼底也会带血或出血。上火和流鼻血的原因是一样的，都是气血上逆导致的结果。流鼻血的成因可分为燥热及虚弱两类，多数常流鼻血的人群兼具两种症状，即中医常说的阴虚火旺。

当鼻腔过于干燥时，里面的毛细血管就会因破裂而导致流血。从临床上来看，90%的流鼻血现象都属于血管破裂导致的血管性流血。对此，患者不用太紧张，大多数情况下可以自行处理，只要及时止血即可。比如压迫止血，即紧捏住鼻梁上部硬骨两侧的凹陷处，这个部位被称做立特氏区，其表面的黏膜很薄，有丰富的血管，当秋冬空气干燥的时候，薄薄的黏膜上就容易长痂。但让人不可思议的是，有时，一个喷嚏都会通过加速气流的冲击而把痂冲掉，并连带着损伤下面的血管，形成鼻出血。因此，紧捏住鼻梁上部硬骨两侧的凹陷处，就是为了压迫出血区以止血。在这同时，为了更好更快地将血止住，我们可以找一瓶冰水，先喝上几口，再在嘴里含一口，最后将冰冻水瓶横着紧贴于前额，几分钟即可止血，其药理就在于通过冰水使毛细血管收缩，进而阻止出血。

如果出鼻血时，身边正好有干净的容器，即可将冰水倒入容器，同时将鼻腔整个浸泡在冰水里，加强冷刺激，这对于出血量大的人尤其必要。需要注意的只是，流鼻血并不可怕，但如果过度紧张会导致血压升高，会加重出血。因此，留鼻血时切忌不可紧张。

如果在秋冬干燥季节或是其他时候经常流鼻血，就需要采取预防措施了。例如经常性地将水抹进鼻腔里一点，会起到意想不到的作用。另外，反复鼻出血还可能与缺乏维生素 C 和维生素 K 有关，抑或是上面提到的血管类疾病，这时就要去医院查清病因对症下药了，耽误不得。